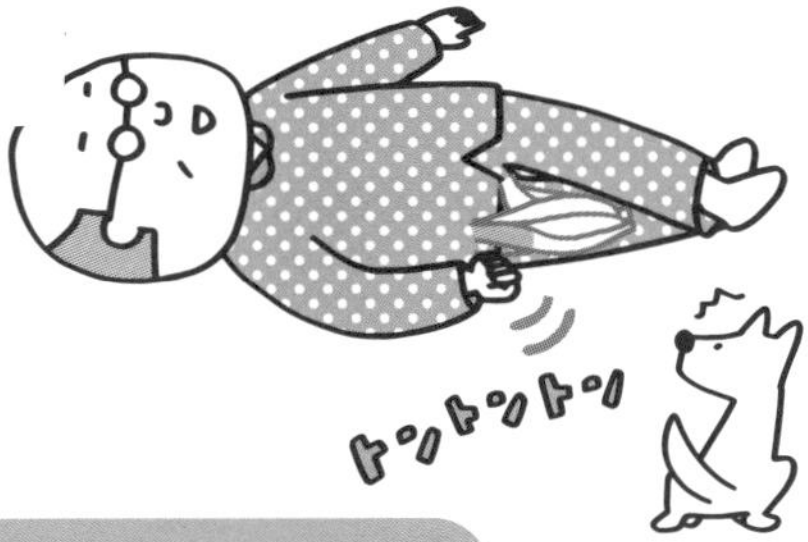

タイプ別診断で

寝ながら治す 脊《せき》柱《ちゅう》管《かん》狭《きょう》窄《さく》症《しょう》

白《しら》井《い》天《てん》道《どう》
西住之江整体院院長

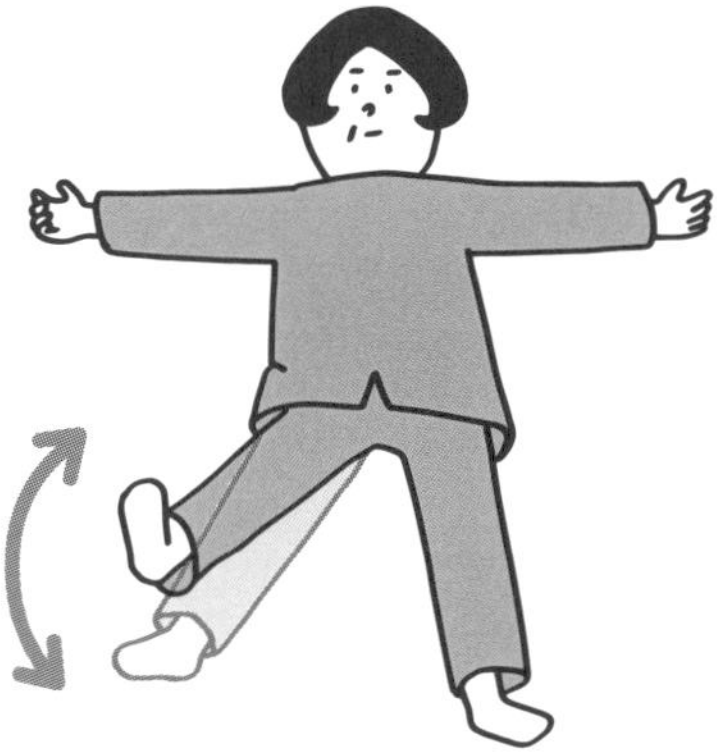

はじめに

この本を出版するにあたって心配なことがあります。

それは――

「うちの整体院に患者さんが来なくなっちゃうかも！」です。

どこの会社にも、多かれ少なかれ企業秘密があると思います。

本書で公開しているセルフケアは、私が院長を務める大阪・西住之江整体院のまさに企業秘密ともいえる治療法なのです。

それほど効果のあるセルフケアを、惜しみなく公開してしまったというわけです（私は、YouTubeに「脊柱管狭窄症 白井天道」というチャンネルを持ち、再生回数は600万回を超えています。いずれは、動画チャンネルでも公開していくかもしれません）。

どのようなセルフケアかというと、誰でもできるストレッチです。ストレッチといっても、グイグイ引っ張ったり、押したりするものではありません。タイトルにもあるように

〝寝ながら〟できる、本当にゆるいストレッチです。

「そんなのが効くのか？」と思いましたか？

効きます！

それも、ストレッチは脊柱管狭窄症をタイプ別に分類し、それぞれのタイプに合わせた方法です。ここでみなさん、〝タイプ別〟という言葉に疑問を持ったことでしょう。

「脊柱管狭窄症にタイプなんかあるのか？」という疑問です。

あります！

実は、脊柱管狭窄症には本物とニセ物があるのです。

「えっ!?」と思ったら、本書を読んでください。詳しく説明してあります。


さて、本物とニセ物では症状に違いがあります。ですから、それぞれに適したセルフケアをしないと症状は改善しないのです。

ニセ物なのに本物に適したケアをしても、快方に向かうはずはありません。「少しはラクになったが、あまり変化はないなあ」というぐらいです。

そこで、本書ではストレッチを行う前に自分でできる簡単な検査をして、タイプを判断し、そのタイプに合ったセルフケアを紹介しています。そのセルフケアは寝ながらできるストレッチで、しかもつらい症状が緩和されます。

タイトルにある通り、タイプ別診断で寝ながら治せるというわけです。

前作『寝ながら1分！ 脊柱管狭窄症を自分で治す本』はおかげさまで版を重ねています。今回も〝寝ながら〟です。

「寝ながら」が好きなんです。というのはセルフケアを毎日、無理なく続けてほしいからです。そのためには起床時、就寝時、布団の上でもできるストレッチが最適なのです。

前作より、**さらに〝ずぼら度〟を進化させ、そのうえ、効果も〝倍〟になるセルフケア**を模索し、タイプ別のゆる〜いストレッチを考案しました。

実際、このストレッチを試した方たちからは、

「半信半疑でやってみたらラクになったのでビックリです」

「激痛で寝返りも打てなかったのに、その痛みが引きました」

「左の腰が張っていてつらかったのが、ウソみたいに軽くなりました」


などなど、多くの反響をいただきました。

このような声は、ゆるストレッチが痛みの緩和に、いかに効果的かという証拠にほかなりません。何をやってもダメであきらめかけていた方にお試しいただければ幸いです。

さあ、症状に悩まされず、快適に生活をできる日に向かって一歩を踏み出しましょう！

登場人物紹介

白井天道（てんどう先生）

西住之江整体院の院長です。患者さんからは「てんどう先生」と呼ばれています。YouTubeでも情報発信をし、「脊柱管狭窄症 白井天道」チャンネルは登録者数２万人超え。本書では、脊柱管狭窄症と診断された伊丹さん、腰野さんとともに、効果抜群なセルフケアをお伝えしていきます。

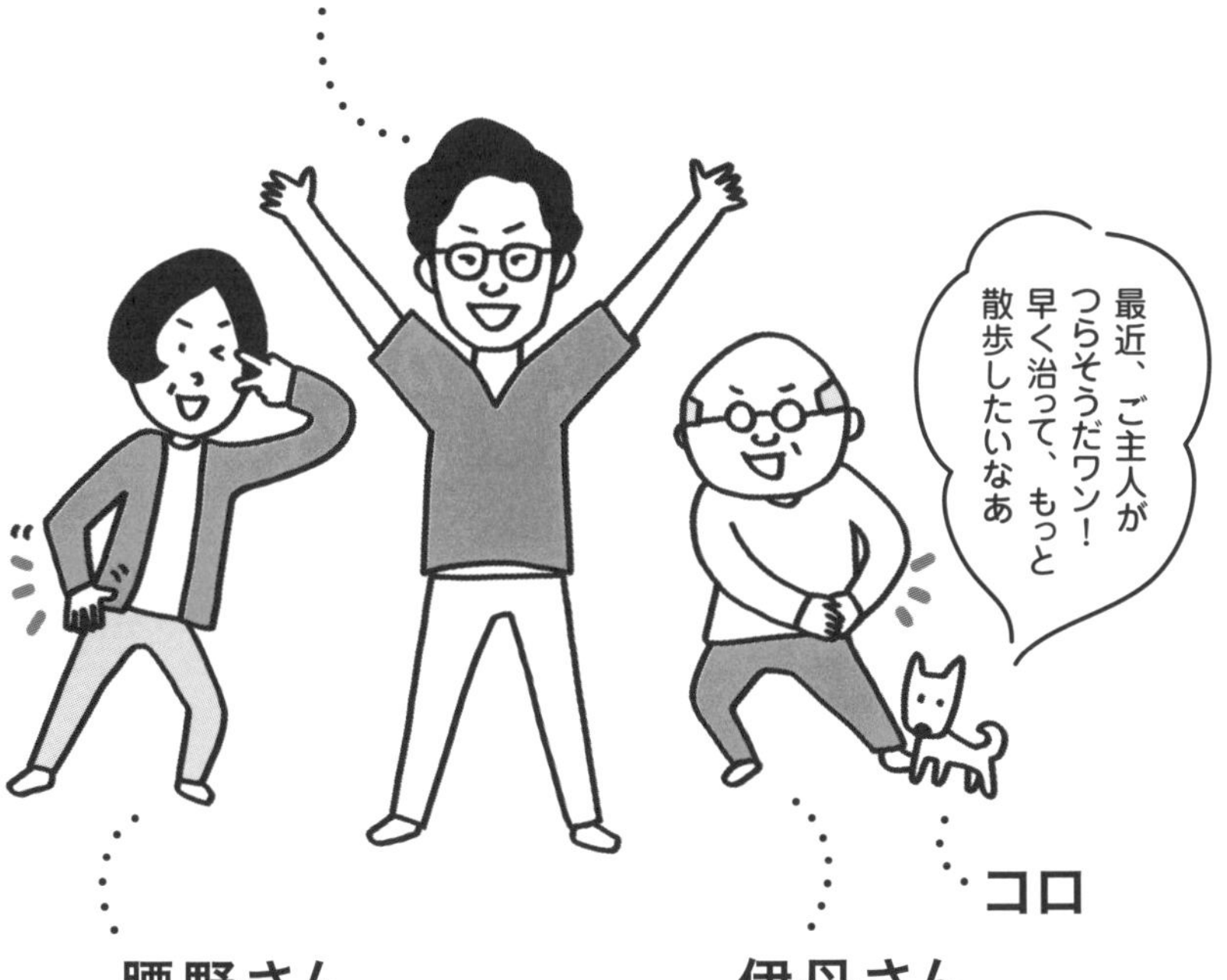
最近、ご主人がつらそうだワン！早く治って、もっと散歩したいなあ
コロ

腰野さん

50代の腰野さんは、社会人の娘と大学生の息子を持つ母親。経理の仕事もしていて、一日中、パソコンに向き合うデスクワークが多く、腰痛持ち。いよいよ腰痛がひどくなり、病院で診てもらったところ、脊柱管狭窄症の診断を受けました。

伊丹さん

70代の伊丹さんは、奥さんと2人暮らし。60代で脊柱管狭窄症の診断を受けたものの、休み休みなら歩けていたのですが……最近、コロの散歩や小学生の登下校の見守り活動がつらくなり、腰痛や足のシビレを治したい気持ちが切実に。

目次

はじめに……2
登場人物紹介……5

第1章

脊柱管狭窄症には本物とニセ物があった！……11

「脊柱管狭窄症」の本物とニセ物ってどういうこと？……12
休憩しないと歩き続けられない「間欠性跛行」が典型的な症状……19
ニセ物の痛みの原因は「脊柱管の狭さ」にはない……22
「ニセ物」脊柱管狭窄症の痛みの原因は腰椎のねじれ……24
本物かニセ物かは症状で判断　どちらもセルフケアで改善！……27
腰椎は日常のちょっとした動作の積み重ねでねじれてしまう……30
腰椎のねじれが下肢への「関連痛」を引き起こす原因に……35
「本物」脊柱管狭窄症は腸腰筋の硬さが痛みの原因に……38

脊柱管狭窄症に必要なのは手術ばかりとは限らない……41
ゆる～いストレッチで、筋肉をゆるめ、症状を改善……44

第2章

あなたのタイプを診断！寝ながら治すストレッチ……49

あなたに合ったケアを見つける痛みの4タイプ別診断……50
設問に答えるだけでわかる！ タイプ別診断チャート……52
もっと教えます！ 本物とニセ物の症状の違い……53
寝ながら治せる「腰椎ねじれ」「神経圧迫シビレ」「混合」の3タイプ……55
ニセ物タイプと混合タイプは、腰椎のねじれ診断から始めよう……60
腰椎の右ねじれ、左ねじれがわかる膝倒し診断……62
膝倒し診断で左右の痛みがわかりづらい場合……64
正座や椅子に座って腰椎のねじれを調べる……66

右ねじれと左ねじれ、腰椎に2ヵ所のねじれがある人も……68
寝ながら「かかと落とし」で上半身のねじれをとる……70
膝倒し診断で左肩が浮く場合……73
腰椎ねじれタイプ その1 まずは「かかと落とし」で上半身のねじれを改善……76
骨盤の関節の動きをスムーズにする「お尻たたき」は順番が大事……78
腰椎ねじれタイプ その2 「お尻たたき」で下半身のねじれを改善……80
改善後の予防に！ 座ってできる「かかと落とし」と「お尻たたき」……85
腰椎ねじれの予防に！ 座って「かかと落とし」……86
骨盤や腰椎の位置を矯正する「お尻ゆらし」……88
「本物」脊柱管狭窄症の人に実践してほしい4つのストレッチ……90
「腸骨筋ほぐし」で腸腰筋の土台の筋肉をゆるめる……94
神経圧迫シビレタイプ その1 「腸骨筋ほぐし」で深層の筋肉からほぐす……96
90度の角度と5秒かけて効果的に行う「大腰筋ほぐし」……99
神経圧迫シビレタイプ その2 足の重みをダンベル代わりに「大腰筋ほぐし」……100
「股関節たたき」で腎臓から大腰筋をゆるめる……104
神経圧迫シビレタイプ その3 「股関節たたき」で腎臓に振動を与え大腰筋をゆるめる……107

ほぐした仕上げに行いたい「腸腰筋」を働かせるトレーニング……111
無理に姿勢を伸ばして反り腰になる理由……112
神経圧迫シビレタイプ その4 腸腰筋を働かせるトレーニング……114
「本物」脊柱管狭窄症の人は、「簡単日記」でやる気をキープ！……117

第3章

こんなときどうする？ 患者さんのお悩みQ＆A

……119
Q1 痛みが改善したら、その後はどんな運動をしたらいい？……120
Q2 背中を丸めるクセがあります。それを治すリハビリはあるの？……122
姿勢を保つ腹横筋を寝ながら「ゆる腹筋」で鍛える……124
Q3 痛みが再発しないために普段、何に気をつけたらいいですか？……126
坐骨の上で座る感覚「正しい座り方」を伝授……128

骨盤が前に倒れる反り腰を解消「正しい立ち方」を伝授……132
Q4 体が重くて膝や腰に負担が……どうしたら体重を落とせる？……134
Q5 手術やストレッチで痛みがとれたらストレッチはしなくてもいい？……137
Q6 マッサージや鍼灸はストレッチと同じ効果があるの？……137
Q7 腰椎すべり症が脊柱管狭窄症の原因になることがあるの？……138
Q8 朝起きたときに体が痛い！ これってどうして？……139
Q9 週3回、毎回30分ウォーキングで膝が痛くなってしまいました……140
Q10 ストレッチで足のシビレがとれ、今度は腰痛が発生。どうして？……140
Q11 痛みはとれても、シビレは残ってとれないものなの？……141
おわりに……142

第1章

脊柱管狭窄症には本物とニセ物があった!

「脊柱管狭窄症」の本物とニセ物ってどういうこと？

脊柱管狭窄症は狭くなった脊柱管がそのなかを通る神経を圧迫して、足腰の痛みやシビレを引き起こす病気です。患者は60歳代から70歳代に多く、一説には**日本の推定患者数は580万人と言われ、〝新国民病〟**とも呼ばれています。

本書を読んでいるみなさんも、足のシビレや腰痛で病院に行ったら脊柱管狭窄症と診断された方がいるかもしれません。

もし、脊柱管狭窄症と診断されているのにみなさんを悩ませている痛みの原因が、実は脊柱管狭窄症ではなかったとしたらどうでしょう？

病院で診断されたのに、そんなことはあり得ないと思うでしょうね。ところが、十分、あり得るのです。脊柱管狭窄症の症状には、本物とニセ物があるのです！

もしかすると、あなたの症状はニセ物かもしれません。

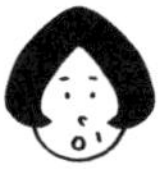
腰野「えっ⁉　ニセ物！　まさか？」

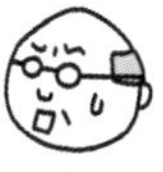
伊丹「お医者さんの誤診ってこと⁉」

そう思って当然です。今まで脊柱管狭窄症が原因の不調だと信じていたのに、ニセ物だと言われたのですから（詳しくは後述しますが、誤診ではありません）。

本物とニセ物では、痛みやシビレを改善する療法が異なります。ニセ物の症状なのに、本物の脊柱管狭窄症の療法を行っていても症状は改善しません。

そこで、本章では本物とニセ物の判断方法、ニセ物の症状の原因などについてお話ししていきます。

最初に脊柱管狭窄症とはどのような病気なのか、そして脊柱管狭窄症が引き起こす典型的な症状からお話ししましょう。

トンネルのような空洞の「脊柱管」が狭くなるのが「狭窄症」

脊柱とは人間の体を支えている背骨のことをいいます。

背骨は1本の骨が伸びているのではなく、いくつもの骨が積み木のように重なってできています。一つひとつの骨を椎骨椎体《ついこつついたい》といい、人間の背骨は首にあたる部分は7つの頸椎《けいつい》、胸部は12の胸椎《きょうつい》、腰には5つの腰椎《ようつい》、合計24の椎骨で成り立っています。

椎骨は椎体、棘突起《きょくとっき》、椎孔《ついこう》などで構成され、椎骨と椎骨の間には「椎間板《ついかんばん》」があります。椎間板は弾力性のある軟骨組織で衝撃を和らげるクッションのような役割を果たしています。「椎間板ヘルニア」は、その「椎間板」の異常が原因で起こる病気です。

腰野　**「あれ？　脊柱管はどこにあるの!?」**

そう思いましたか？

脊柱管は椎孔が積み重なってできたトンネルのような空洞です。椎孔というのは椎骨に空いた穴。脊柱は椎骨が積み重なってできていますから、椎孔も重なり、トンネルのようになるのです。

このトンネルのなかには脳からの命令を手足に伝える運動神経、痛い・冷たいなどの情報を脳に伝える知覚神経が通っています。**トンネルが狭くなるとなかを通る神経が圧迫され、命令や情報がうまく伝わらず、歩行困難や痛みやシビレが発生する**わけです。

「脊柱管」はどこにある?

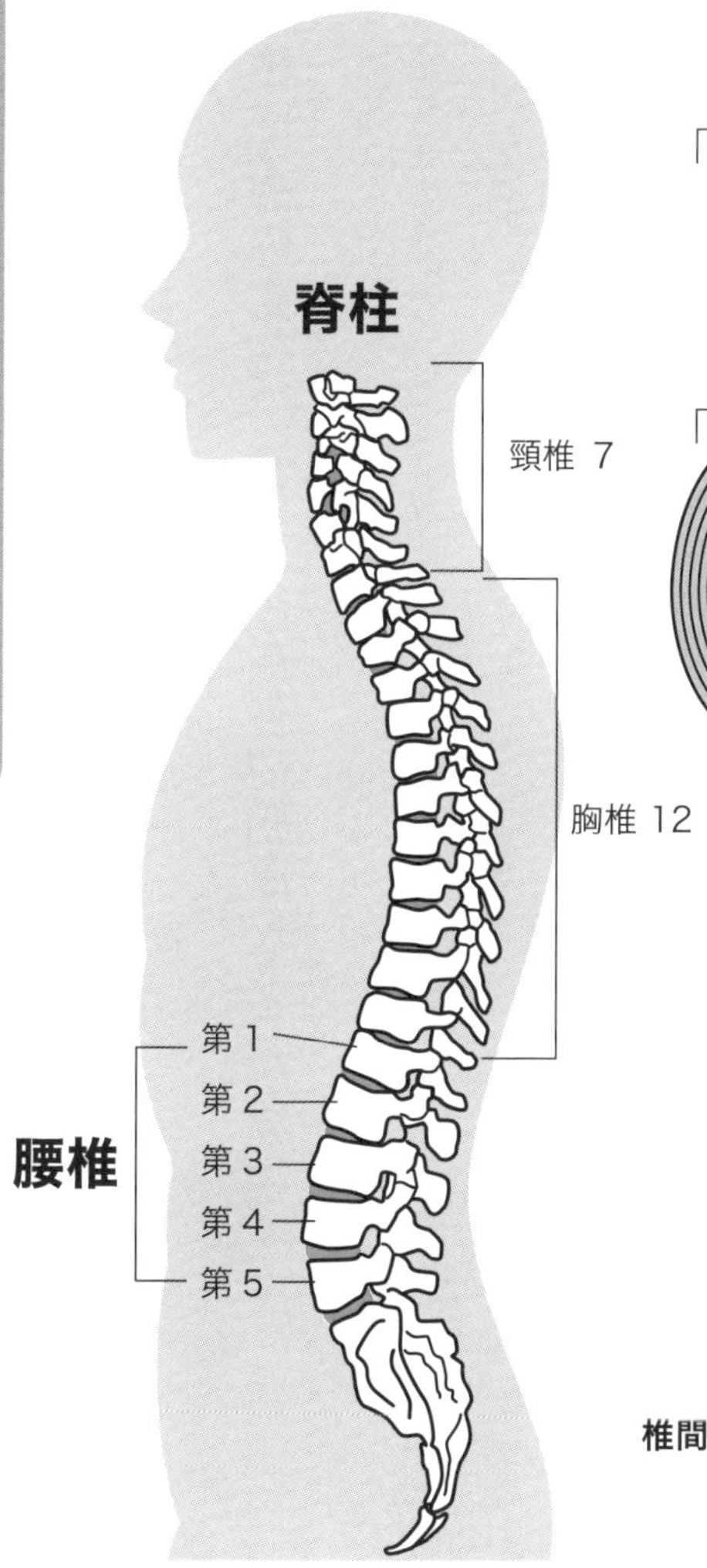
脊柱
頸椎 7
胸椎 12
第1
第2
第3
第4
第5
腰椎

腰椎の断面図

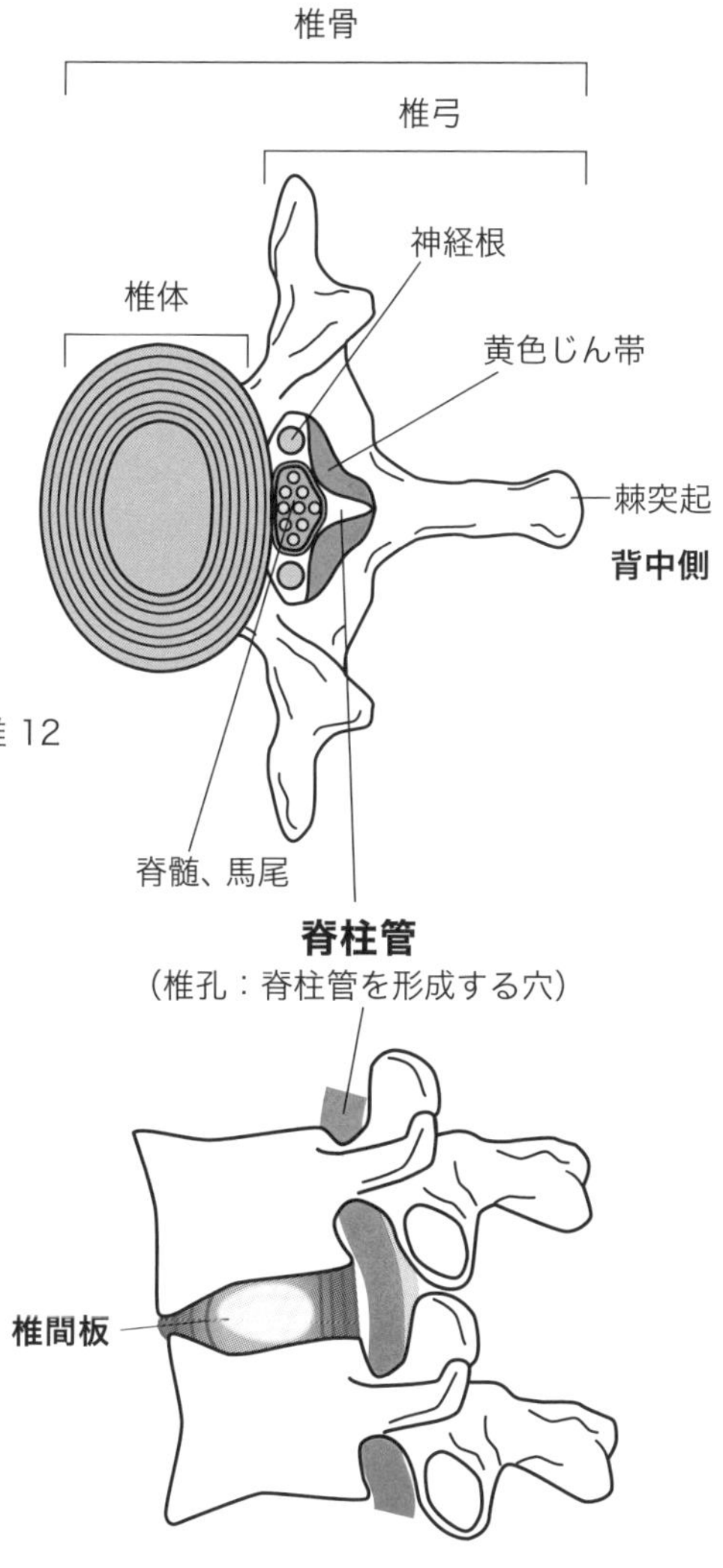
椎骨
椎弓
神経根
椎体
黄色じん帯
棘突起
背中側
脊髄、馬尾
脊柱管
(椎孔:脊柱管を形成する穴)
椎間板

では、なぜ脊柱管が狭くなるのでしょうか？

加齢や椎間板の劣化、黄色じん帯の肥厚などが原因

脊柱管が狭くなる理由として、最初に挙げられるのは**加齢**です。ほとんどの人が年齢を重ねると脊椎が変形して、脊柱管も狭くなっていきます。一種の老化現象と言えるかもしれません。そして、老化で狭くなった脊柱管をさらに狭くし、神経を圧迫する原因となるのは**「椎間板の劣化」「黄色じん帯の肥厚」「腰椎すべり症」**などです。

まずは「椎間板の劣化」からご説明します。椎間板は水分を含み弾力性のある組織ですが、加齢で水分が減少すると硬くなり、衝撃を吸収しにくくなります。

そこで重い物を持ち上げたり、重労働で腰に負担をかけすぎたりすると後部に飛び出して脊柱管のなかの神経を圧迫し、痛みやシビレなどの症状を起こします。これが**「椎間板ヘルニア」**です。

次に**「黄色じん帯の肥厚」**ですが、黄色じん帯は椎弓と椎弓をつなぐ線維性の組織で、

脊柱管が狭くなる理由

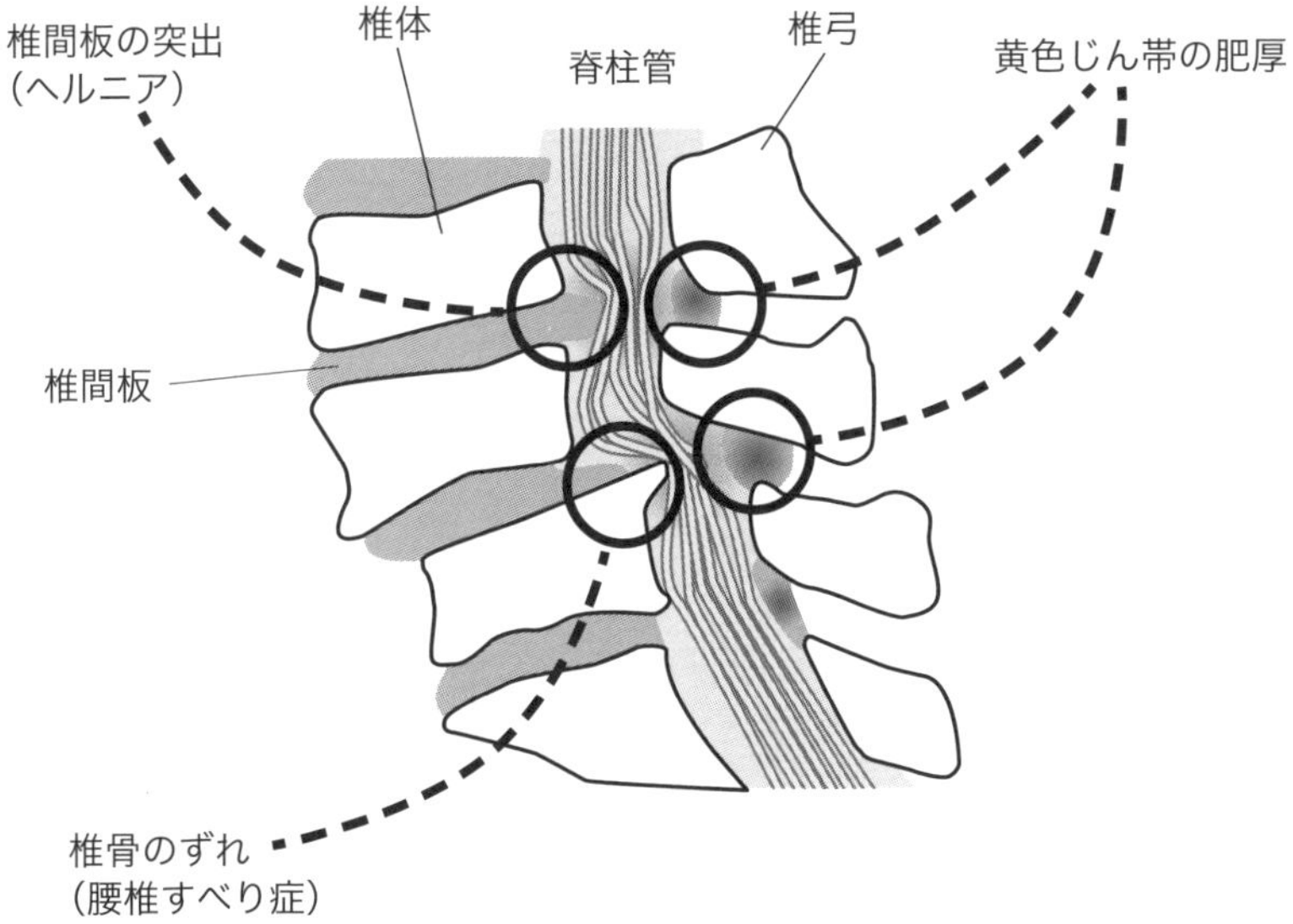
椎間板の突出
(ヘルニア)
椎体
脊柱管
椎弓
黄色じん帯の肥厚
椎間板
椎骨のずれ
(腰椎すべり症)

脊柱管が狭くなると……

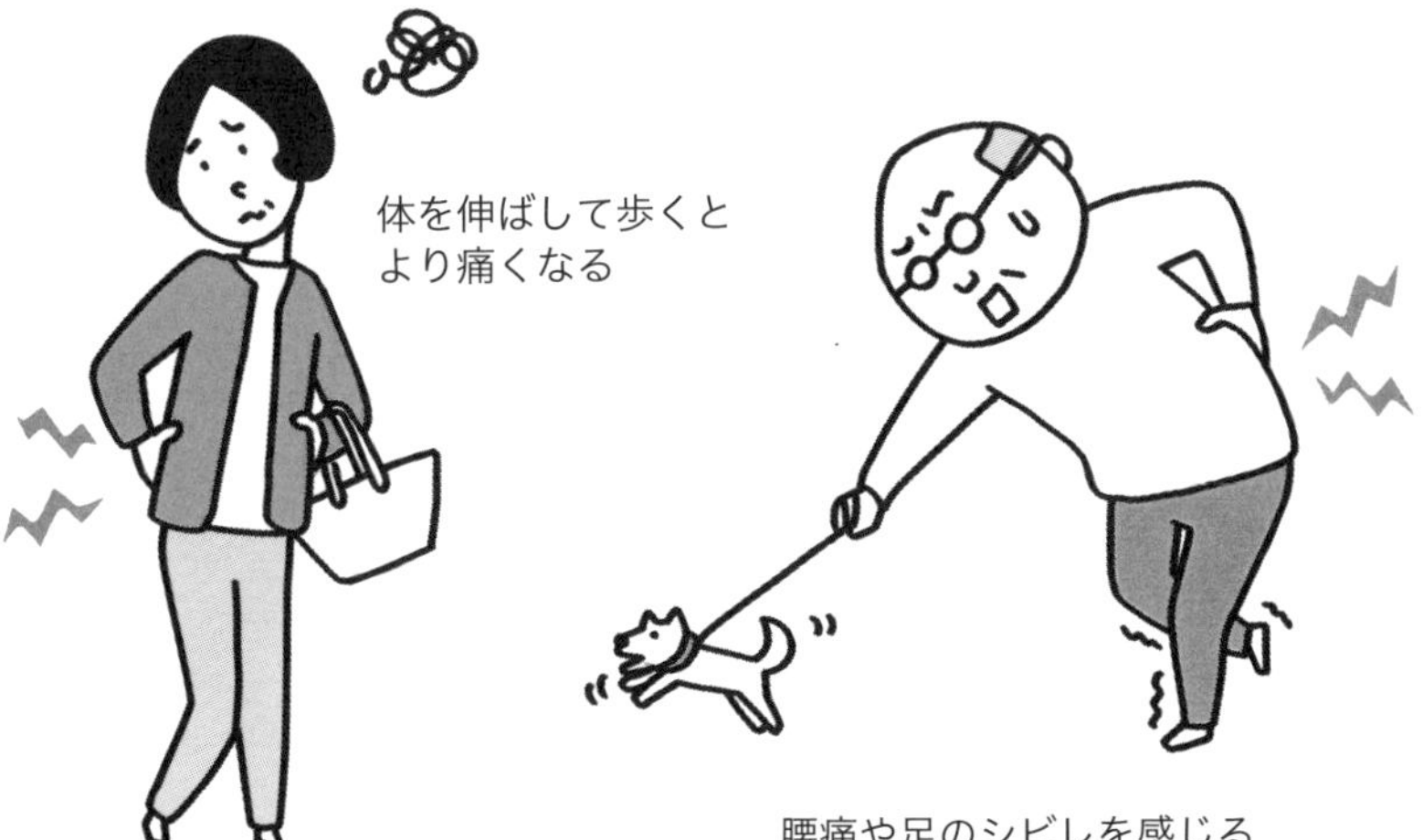
体を伸ばして歩くと
より痛くなる
腰痛や足のシビレを感じる

これが分厚くなると背後から脊柱管を圧迫します。椎間板の水分が減少すると、腰椎が不安定になり、それを補強するためにじん帯が肥厚すると考えられています。

「腰椎すべり症」は、椎骨と椎骨が前後にずれる病気で中高年以上の女性に多い病気です。

すべり症の原因ははっきりとわかってはいませんが、私自身は腸腰筋（38ページ）の硬さによる「反り腰」が原因で、骨がすべると考えています。すべり症は、ずれた椎骨が脊柱管を狭くするのです。

特に**腰椎の脊柱管は狭くなりやすく、一般に脊柱管狭窄症といえば、腰部脊柱管狭窄症**を指します。本書でも、脊柱管狭窄症とは腰部脊柱管狭窄症のことを指します。

ここまで、脊柱管狭窄症の原因を説明しました。

休憩しないと歩き続けられない「間欠性跛行」が典型的な症状

では、脊柱管狭窄症が引き起こす症状についてお話ししましょう。

代表的な症状は「**間欠性跛行**《かんけつせいはこう》」です。

ちょっと言葉が難しいですね。どんな症状か具体的に説明します。歩き始めてしばらくすると足に痛みやシビレが出て歩けなくなり、座ったり、腰をかがめたりするとまた歩けるようになるという症状です。

休まず歩ける距離や時間は、狭窄症の重症度により異なります。数百m歩き続けられる人もいれば、せいぜい100mがやっとという人もいます。

背中を丸めるように休憩すれば症状が緩和するワケ

歩き出してしばらくしてから痛みを覚えても、少し休めば、また歩ける症状です。

なぜなら、脊柱管狭窄症は、腰を伸ばして反り返ると、脊柱管が狭くなり神経が圧迫され、つらい症状が出るのです。**前かがみになると、脊柱管が広がり神経の圧迫がゆるみ、つらさが緩和**されます。また、血流もよくなるのでシビレも改善され、少しラクになるのです。

ですから、歩き始めて症状が出ても、背中を丸めるようにして休憩すれば症状が緩和して、また歩けるようになるというわけです。患者さんのなかには腰を伸ばして歩くとつらいが自転車なら大丈夫とか、前かがみになってカートを押して歩けば大丈夫とか、そんな人もいます。

さて、これからお話しする〝衝撃の事実〟にとって、この症状は非常に重要な意味を持ちます。では、いよいよ衝撃の事実をお話ししましょう！

実は、脊柱管狭窄症には本物とニセ物があるのです！

驚きましたか？　驚きますよね。驚いてください。

一度聞いた話だって？　この章のタイトルに「本物」と「ニセ物」と書いてあった……。

それはそうですが、これから「目からウロコ」の話をするので一応、驚いてください。

間欠性跛行とは？

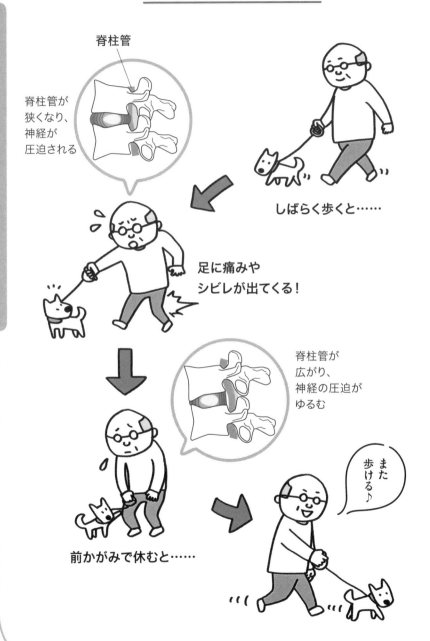

しばらく歩くと……
脊柱管
脊柱管が
狭くなり、
神経が
圧迫される
足に痛みや
シビレが出てくる！
脊柱管が
広がり、
神経の圧迫が
ゆるむ
前かがみで休むと……
また
歩ける♪

ニセ物の痛みの原因は「脊柱管の狭さ」にはない

腰野 **「ニセ物って、レントゲン診断では脊柱管が狭いように見えてるけど、実は狭くなってないとか、先生の判断ミスとか？　誤診っていうことですか？」**

いえいえ、そんなことはありません。

病院での脊柱管狭窄症の診断はレントゲンやＭＲＩを撮り、画像から慎重に判断しています。確かに、画像では脊柱管が狭くなっているのがわかるので、それは本物の脊柱管狭窄症です。見誤ることはまずないでしょう。

しかし、痛みやシビレの原因が脊柱管狭窄症にあるのかというと……必ずしも、そうではないケースがかなりあるのです。レントゲンで脊柱管が狭くなっているのが推測できても、それが痛みやシビレの原因になっているのかまでは不明なのです。

脊柱管が狭くなり神経を圧迫して歩行が困難になったり、痛みやシビレが発症し

たりするのが本物の脊椎管狭窄症です。

そこで、**脊柱管狭窄症が原因の痛みやシビレを「本物」、それが原因ではない症状を「ニセ物」**としています。

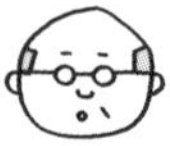

伊丹「あの～、痛みの原因が本物かニセ物かというのは、そんなに重要なことなんですか？」

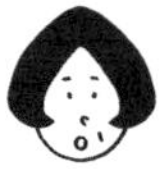

腰野「本物だって、ニセ物だって、つらい症状には変わりがないですよね？」

いえいえ！　本物かニセ物かは、症状を緩和するうえでとても重要なことなのです。本物とニセ物では、痛みやシビレを緩和する方法が異なります。ニセ物なのに本物に効果がある対処法をいくら施しても、症状はほとんど軽くならないでしょう。

みなさんのなかで、長年、リハビリをしているのに痛みやシビレが改善していない人がいたら、ニセ物なのに本物に対する療法を行っているからかもしれません。

ニセ物の原因を知って、その原因を解消する療法を行っていかないと、症状は改善しないと言っていいでしょう。では、ニセ物の痛みの原因って何でしょう？

「ニセ物」脊柱管狭窄症の痛みの原因は腰椎のねじれ

ニセ物の腰痛やシビレの原因は、ズバリ、腰椎のねじれです！

腰野「ねじれって腰椎がギュッと、雑巾を絞ったみたいになってるんですか⁉」

まさか、そんなことはありません。

ねじれというのは、**椎骨（うしろの棘突起）が10度の傾きにも満たないほど、左右どちらかにねじれている**という状態です。これはレントゲンを撮っても映りません。レントゲンでは椎骨と椎骨の隙間や前後のずれは推測できますが、ねじれまでは判断できません。

しかし、私が触診で背骨を両手の中指ではさんで上から下になぞると、腰椎のあたりで背骨が右か左にねじれているのがわかります。

腰椎のねじれとは?

左ねじれ

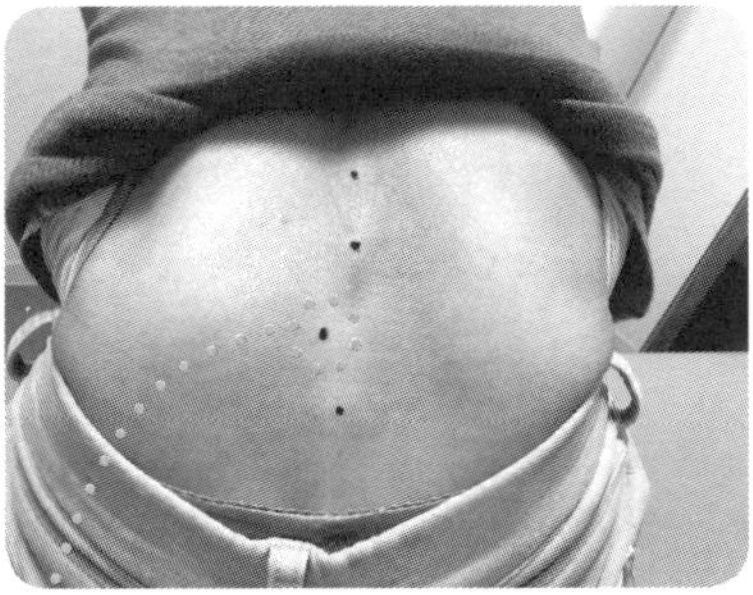

腰椎の棘突起が
少し**左**にねじれている

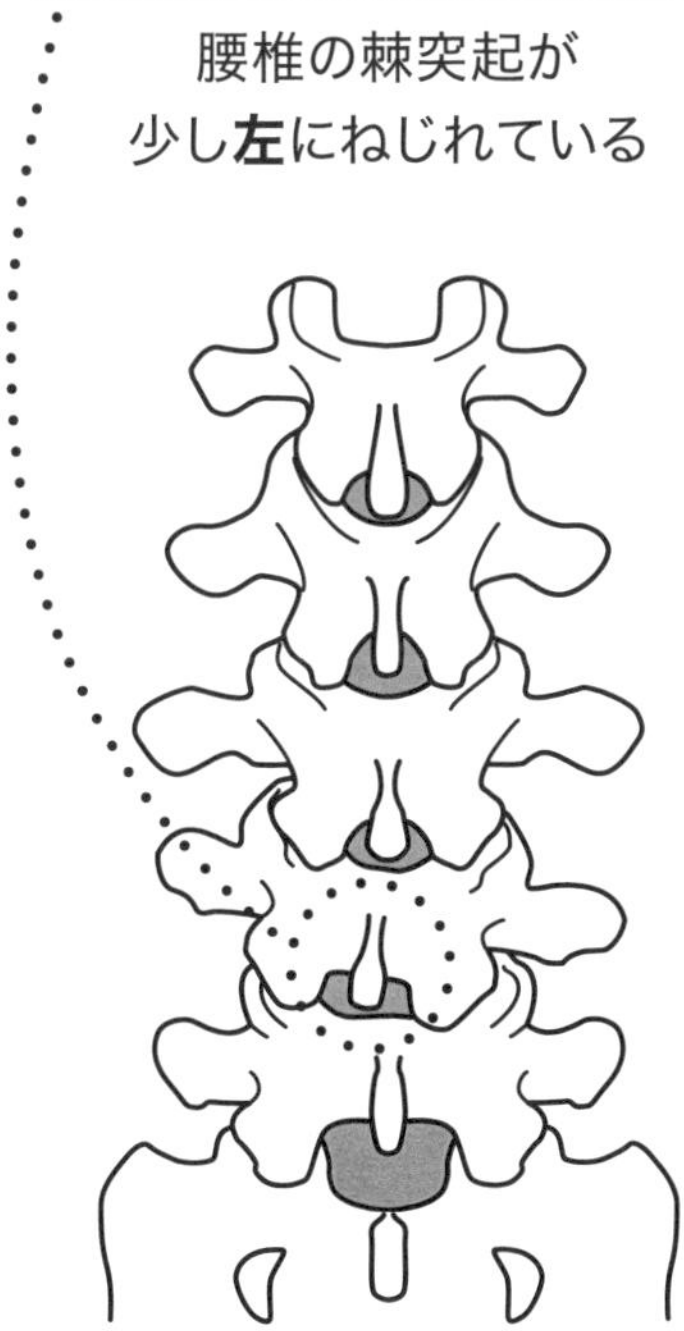

右ねじれ

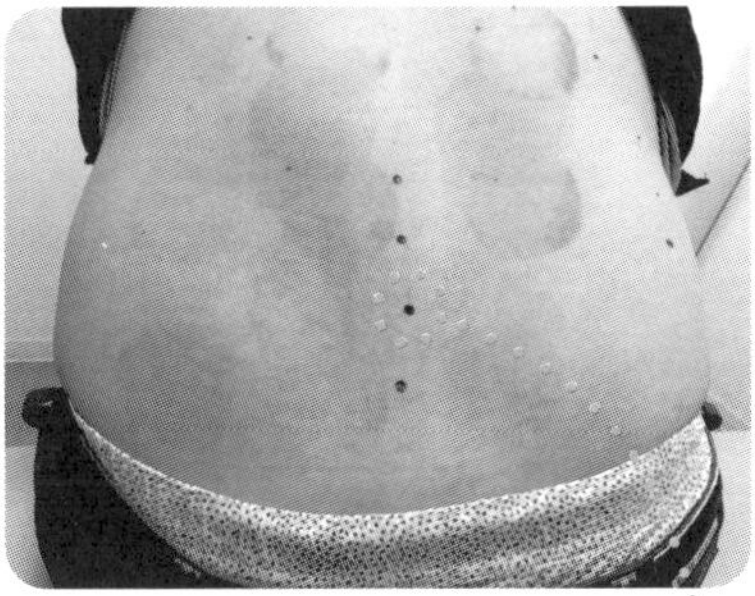

腰椎の棘突起が
少し**右**にねじれている

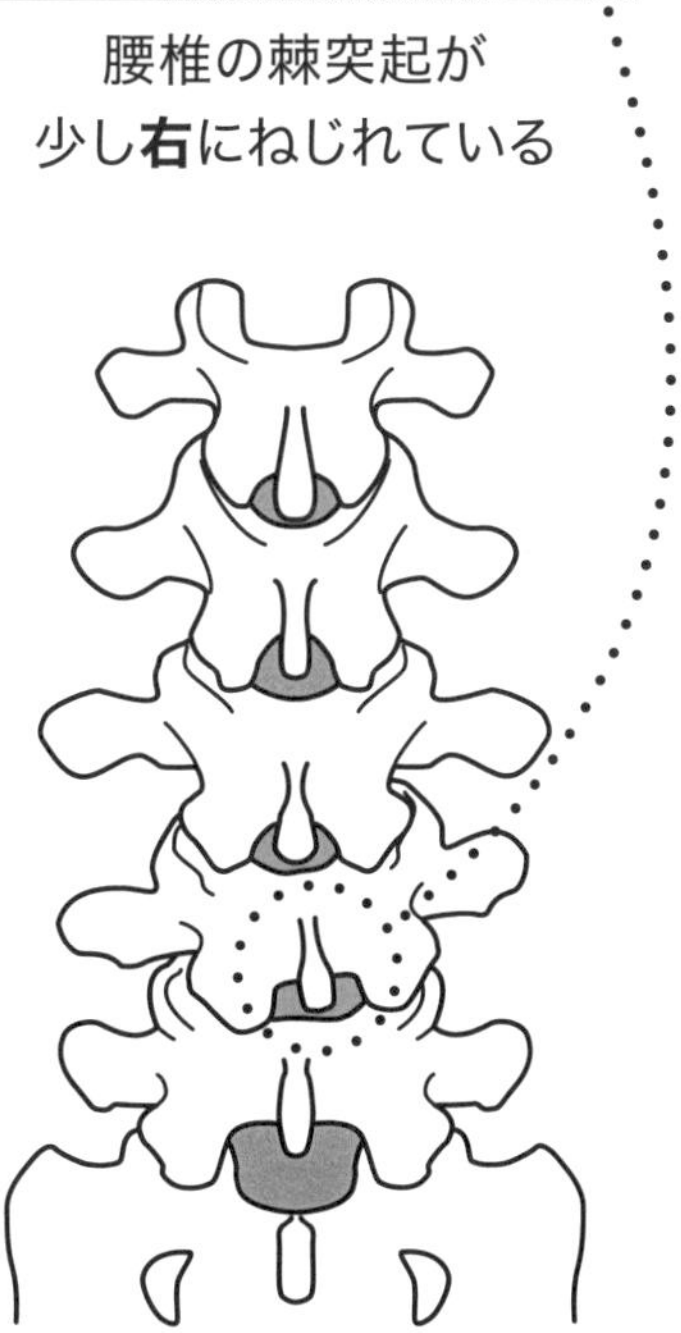

前ページの写真が、腰椎の右ねじれ、左ねじれです。

腰椎のねじれが原因の症状なのに、消炎鎮痛剤や薬、注射やリハビリなどの療法を施しても（一時的に症状はよくなっても）、すぐに痛みやシビレがぶり返してしまうでしょう。

では、症状を軽くするにはどうすればいいでしょう？

答えは簡単です。

ねじれを元に戻せばいいのです。

実際に、腰椎のねじれを確認できた患者さんにそれを正す施術をすると徐々にまっすぐになっていき、症状もよくなっていきます。人によっては、その場で痛みやシビレが改善するケースもあります。

本物かニセ物かは症状で判断、どちらもセルフケアで改善！

脊柱管狭窄症の痛みやシビレには本物とニセ物があり、症状を解消する方法が異なるとお伝えしました。

たとえば、寝返りを打つと痛みが出て、眠れないほど痛いという方が、脊柱管狭窄症と診断されたとします。

すると、その患者さんは、痛みの原因は脊柱管狭窄症のせいだと思ってしまうでしょう。さらに、歩いても痛いとなると「この痛みはずっと続くのか、これはもう手術しかないのか……」と思いつめてしまうかもしれません。

ところが、腰椎のねじれから生じる痛みだとしたら、手術をしなくても、ねじれを戻せば症状は軽くなるのです。私の整体院には高齢の方も多くいらっしゃいますが、ねじれを元に戻す治療をすれば、みなさん、痛みは消えていきます。

読者のみなさんも、ご自分の症状が「本物＝脊柱管狭窄症」によるものなのか、それとも「ニセ物＝腰椎のねじれ」によるものなのか気になりませんか？

「数年間、薬を飲んでいるのに、ほとんど変化がないのは、もしかするとニセ物？」

そんなふうに思う方がいたら……「多分、ニセ物です」とお答えします。

本物とニセ物は「症状」で判断できる

症状を改善する第一歩は、本物とニセ物を判断することです。

では、どうやって判断すればいいのか？　詳しいチェックポイントは第2章でご説明しますので、ここでは簡単にお話ししていきます。

判断材料になるのは「症状」です。

「本物」と「ニセ物」を区別する、もっともわかりやすいチェックポイントが、先ほど述べた**「間欠性跛行」**です。

「本物」の脊柱管狭窄症は、脊柱管の神経が圧迫されて、足への血液や神経の流れが悪くなり、痛みやシビレといった神経症状として現れます。歩いてしばらくすると痛みが出るものの、休めば歩けるのでそれなりに生活できています。

私の整体院に見える方で、**圧倒的に多いのは、「ニセ物」の脊柱管狭窄症**です。

なぜなら、ニセ物のほうがより痛みの出方が強く、そのせいで困っている方が多いからです。本物の人は、それなりに生活できているため、あわてて整体院に駆け込むほどには困っていない人が多いようです。

「ニセ物」で腰椎のねじれがある人は、歩き出しに鋭い痛みが現れます。それ以外でも、立ち上がり起き上がりなどの動き出しに「イタタタ……」となり、動作を続けながら、だんだん痛みが消えていくパターンが多いのです。

なお、腰椎のねじれの強い方は、少し動くだけで激痛に襲われるので、まともに歩くことすらできず、生活に大きな支障をきたします。

腰椎のねじれが原因の痛みやシビレは、そのねじれを元に戻さない限り、根本的には治らない痛みと言えます。

腰椎は日常のちょっとした動作の積み重ねでねじれてしまう

歩く、立つ、寝返りを打つなどの**動き出しが痛い人は、基本的には「痛みの原因は、脊柱管の狭さのせいではない」**と考えてもらってけっこうです（「本物」と「ニセ物」の混在タイプの方もいますが、それは第2章で詳述いたします）。

もしかしたら、脊柱管狭窄症と診断された方の多くは、痛みの原因は「腰椎のねじれ」と判断できたかもしれません。すると、こんな疑問が湧いてくるかもしれませんね。

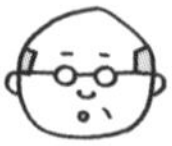

伊丹「そもそも、ねじれの原因って何だろう？」

脊柱管狭窄症の原因については加齢や、黄色じん帯の肥厚、骨の変形など、いろいろと言われていますが、腰椎のねじれについて書いてある本は少ないのではないでしょうか？

そもそも、腰椎のねじれに着目して、ここまで追究して施術して、そのうえ実績を上げ

腰椎がねじれる生活習慣

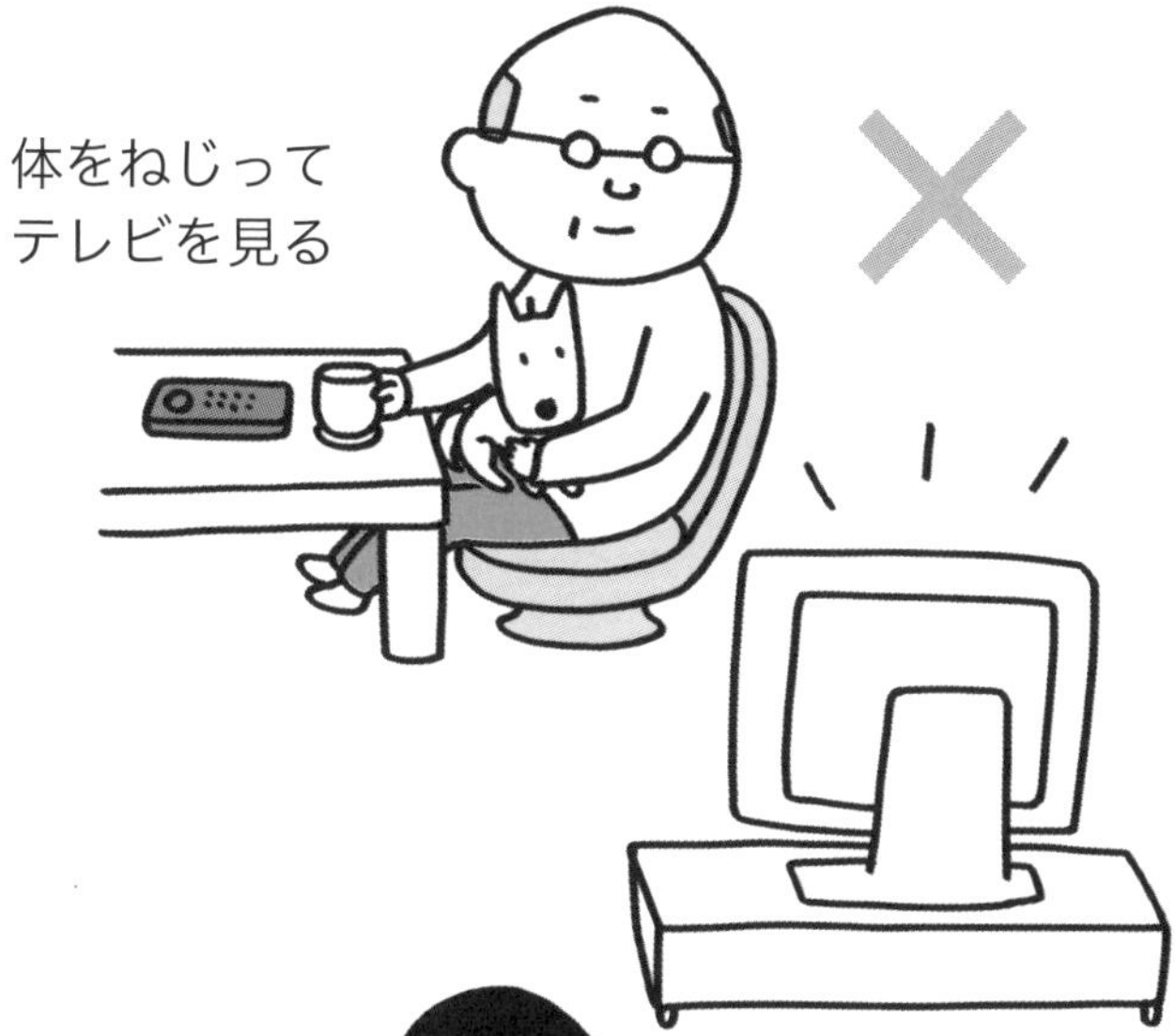
体をねじって
テレビを見る

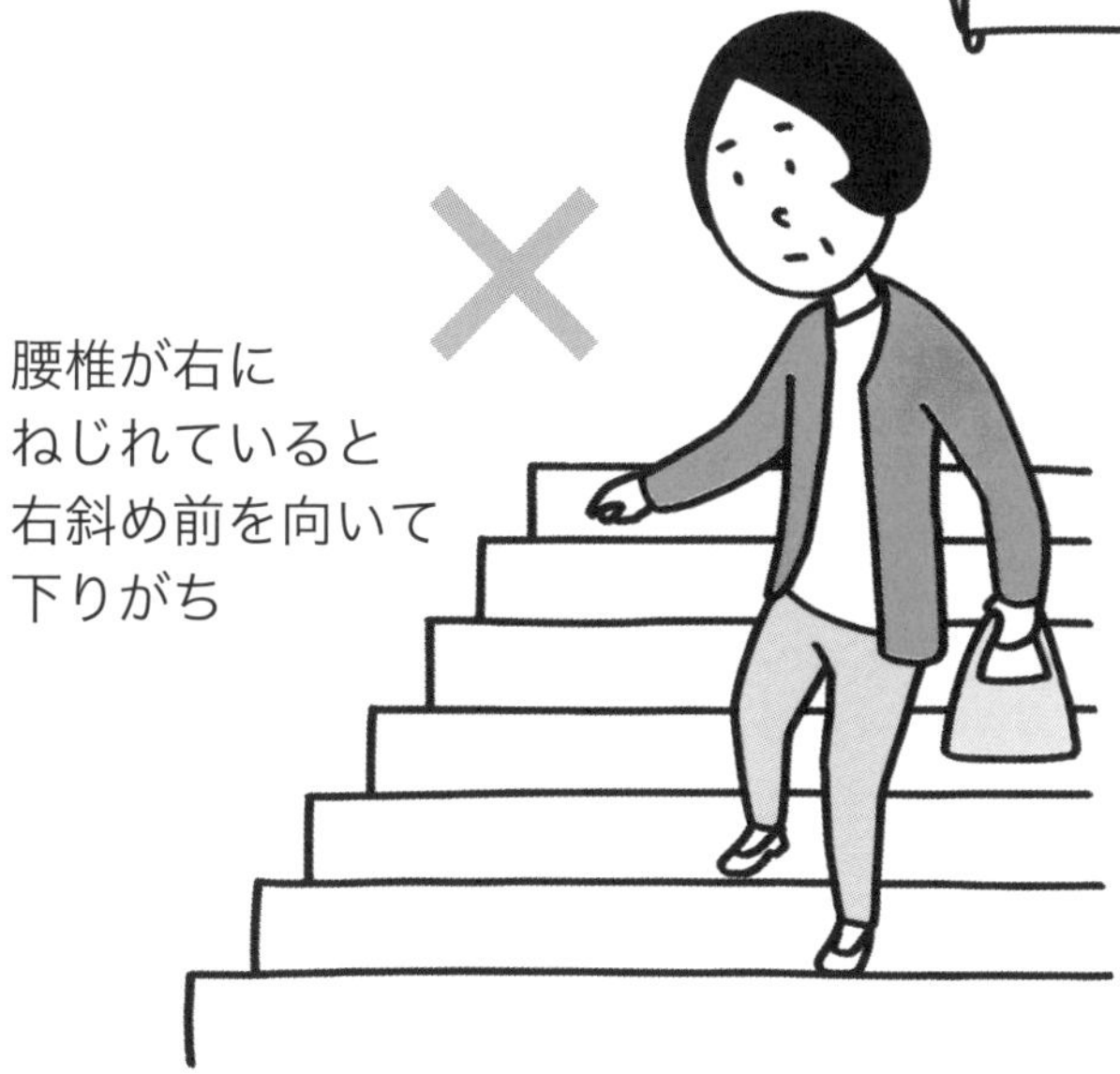
腰椎が右に
ねじれていると
右斜め前を向いて
下りがち

ている整体院は、少ないでしょう！（すみません、これはPRです）
さて、腰椎のねじれの原因ですが、生活習慣が大きくかかわっています。
腰椎のねじれは腰椎の4番、5番に多く見られます。4番、5番は腰椎の下方にあり、体重を支えたり、体を曲げたりねじったりするときに、負担がかかるところです。
横座り、体をねじってテレビを見る、食事やデスクワーク、日常生活でほんの少し体をねじる動作が積み重なり、徐々に腰椎がねじれていくのです。

腰椎が右ねじれになるケース

少し複雑ですが、腰椎が右ねじれになる例を挙げておきます。

正面を向いたまま、上半身を左にひねると、胸椎のうしろは右にねじれます。一方、下半身はバランスをとるために右にひねられ、腰椎のうしろは左にねじれていきます。

胸椎の右のねじれと腰椎の左のねじれがクロスするのが、胸椎の11番、12番あたりです。

なお、胸椎は腰椎よりも大きく回旋するので右にねじれる力が強く、腰椎4番か5番にもその力が伝わりがちです。結果、一部の腰椎に右ねじれが生まれます。

上半身を左にひねると、下半身はバランスをとるために右にひねられ、腰椎のうしろは

腰椎が右ねじれになるメカニズム

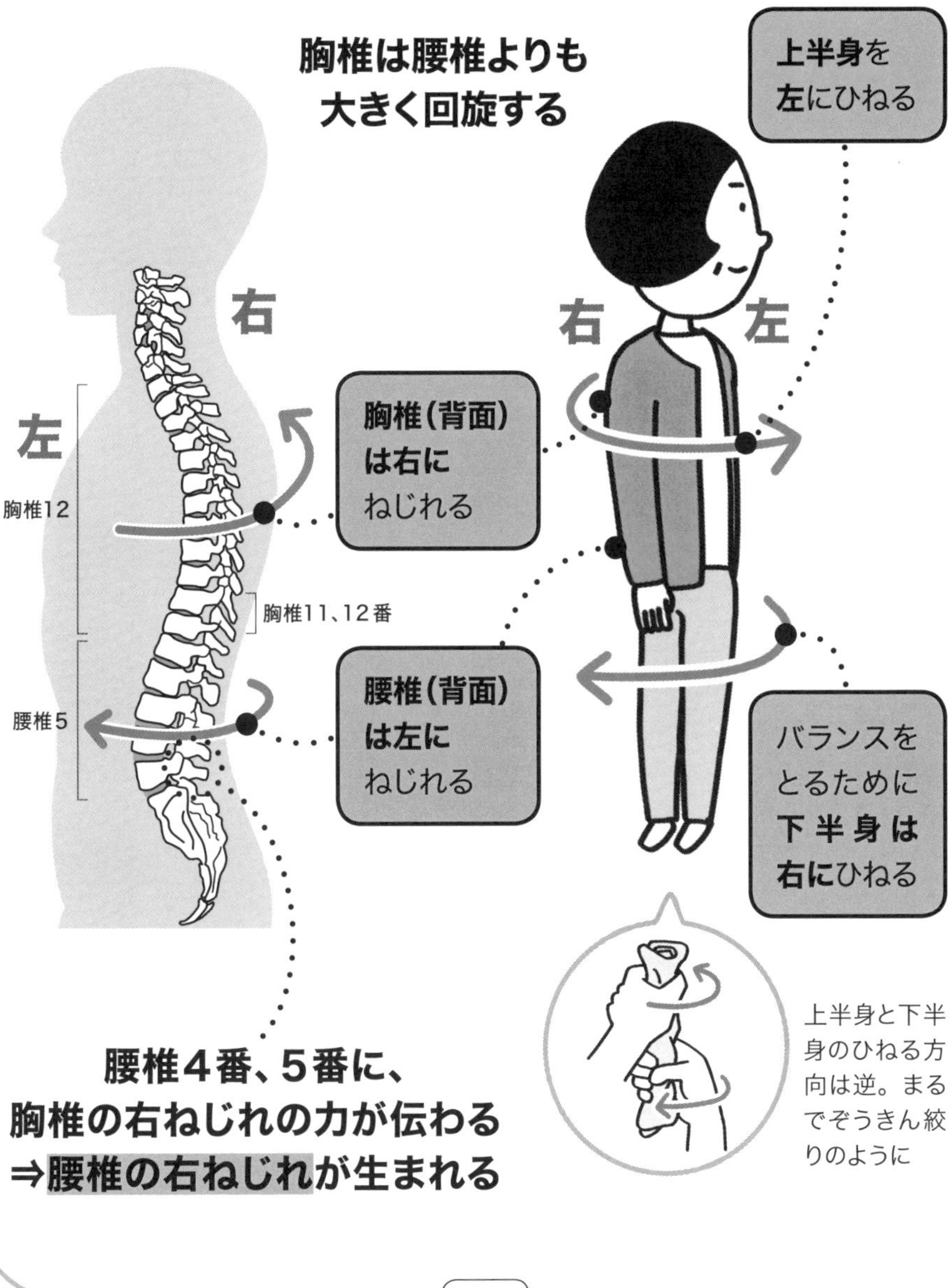
胸椎は腰椎よりも
大きく回旋する
上半身を
左にひねる
右
左
右
左
胸椎12
胸椎11、12番
腰椎5
胸椎（背面）
は右に
ねじれる
腰椎（背面）
は左に
ねじれる
バランスを
とるために
下半身は
右にひねる
上半身と下半身のひねる方向は逆。まるでぞうきん絞りのように
腰椎4番、5番に、
胸椎の右ねじれの力が伝わる
⇒腰椎の右ねじれが生まれる

左にねじれていくのに、一部の腰椎にだけ右ねじれがあるために、痛みが発生する原因になっているのです。なお、**右利きの人は、右腕を使うときに上半身を左にひねるので、右ねじれになりやすい**傾向があります。

腰痛などがなくても、腰椎がねじれている人は多い

胸椎と腰椎、ねじれの関係をわかっていただけましたか？　とても簡単に言えば、**胸椎の右にねじれる力が腰椎に残ってしまい、それが痛みの原因**になるということです。

読者のみなさんは、痛みがあってこの本を手にしているでしょうから、多少なりともねじれはあるはずです。しかし、ご家族の方で腰痛などの症状がなくても、腰椎がねじれている可能性は十分にあります。ねじれがあるかないかのチェック法は第2章で解説しますので、ぜひご家族の方も一緒にチェックしてみてください。

腰椎のねじれが見つかったら、ぜひ元に戻しておきましょう。**ねじれをとって背骨をまっすぐにして体のバランスを整えておく**――これが腰痛の予防につながります。また、五十肩や膝痛、肩こり、関節痛などの原因も、腰椎のねじれにあることが多いので、腰椎のねじれをとることは有効です。

腰椎のねじれが下肢への「関連痛」を引き起こす原因に

本物とニセ物の脊柱管狭窄症を比べると、一番の違いは「間欠性跛行」です。間欠性跛行がある人――つまり、**歩いてしばらくしてから痛い人は本物、歩き出しが痛い人はニセ物**と考えられます。

しかし、「腰や足の痛みやシビレ」というのは、本物、ニセ物に共通する症状です。

腰野 **「ニセ物の人の痛みの原因が、腰椎のねじれで腰にあるのなら、なんで足にも痛みやシビレが出るんですか？」**

その理由は、**「関連痛」**にあります。痛みが患部だけでなく周辺にも伝わるのが、関連痛です。痛みの原因は腰椎にあるのに、この関連痛によって腰から下肢にかけての痛みやシビレも出ているのです。

ここでは、腰椎がねじれて関連痛が引き起こされるメカニズムを説明していきます。

関連痛は脳の「誤認識」によって生まれる

腰椎には、その後方の左右に**「椎間関節」**という小さな関節があります。

腰椎がねじれると当然、椎間関節に負担がかかります。これが動き始めの痛みやシビレの原因になります。「椎間関節性腰痛」という症状です。具体的には寝返り、起き上がり、歩き出し、体を反らしたときなどに痛みが出ます。

そして、関節には**「関節包」**という関節を包み保護している膜があり、膜の内側では関節の動きを滑らかにする滑液が分泌されています。関節の動きが悪くなると関節包は異常を察知し、大脳に異常を伝えます。

大脳は関節包から伝わった異常を痛みとして感じます。このときに、脳は腰だけでなく足の痛みやシビレとしても認識しているのです（**関連痛は脳の〝誤認識〟によって生じる**と言われています）。

ここでは、腰椎がねじれていると腰だけではなく下肢にも痛みやシビレが出ること。さらには「関節包」のことも第2章で出てくるので、ちょっとだけ覚えておいてくださいね。

腰椎のねじれが「関連痛」を生むメカニズム

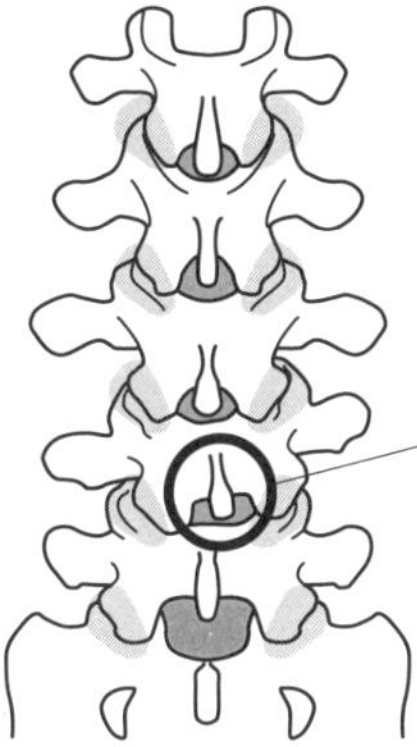
腰椎の右ねじれ

1 腰椎がねじれる

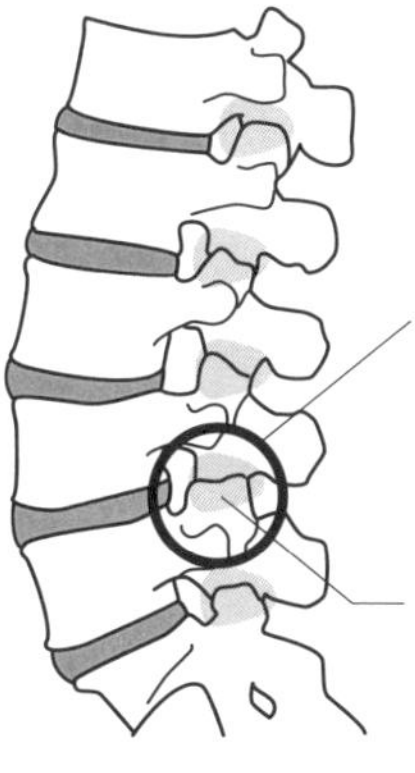
椎間関節
上下の背骨（腰椎）をつなぐ
関節包
関節部分を包む膜。痛みを伝える神経が分布

2 腰椎の関節「椎間関節」がスムーズに動かなくなると、「関節包」が異常を脳に伝える

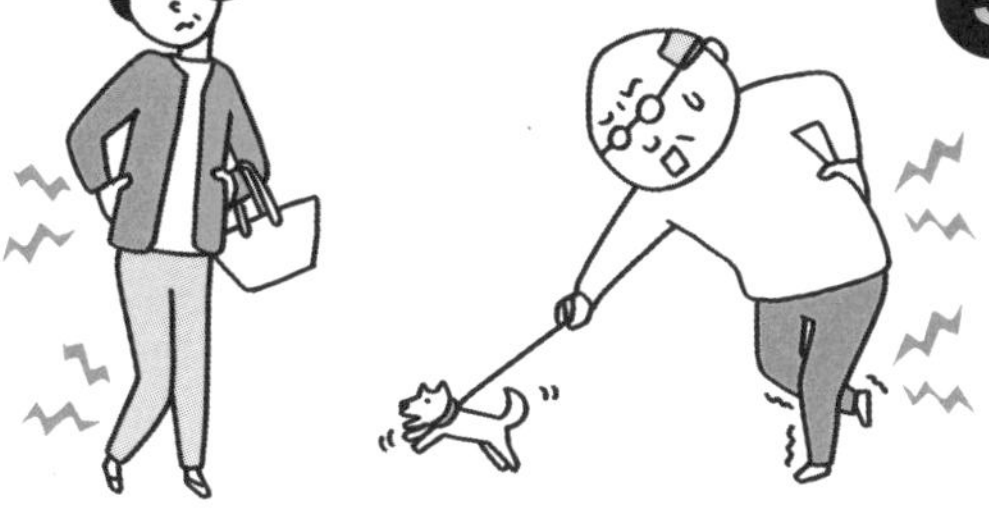

3 脳は、腰だけでなく「関連痛」として下肢にも痛みやシビレを発症させる

「本物」脊柱管狭窄症は腸腰筋の硬さが痛みの原因に

実は、脊柱管狭窄症の大きな原因となっているのが、**「腸腰筋」の硬さ**です。

腸腰筋は、腰椎と太ももの骨である大腿骨《だいたいこつ》を結ぶ「大腰筋」、骨盤内部と大腿骨を結ぶ「腸骨筋」で構成されています。**腸骨筋と大腰筋のセットで「腸腰筋」**です。体の表面から触れられる筋肉ではなく、奥にある筋肉、いわゆるインナーマッスルと呼ばれる筋肉です。

この筋肉は姿勢を保ち、歩くときには足を前に出したり、股関節から前屈したり、膝を持ち上げたりする動作を行うのに重要な筋肉です。

デスクワークなどで長時間座っている姿勢が続いたり、運動不足になったりすると、この腸腰筋が硬くなります。それも縮んだ状態で硬くなってしまうのです。

そうなると、足を引き上げる力が弱まってしまいます。ずるずると足を引きずるように歩くクセのある人、階段を上るのが億劫な人は、腸腰筋の弱まりに注意しましょう。

「腸骨筋+大腰筋」の「腸腰筋」の働き

大腰筋
腰椎から大腿骨の内側の突起部分までついています

＋

腸骨筋
骨盤の内側から大腿骨の内側の突起部分までついています

＝

腸骨筋と
大腰筋のセットで
「腸腰筋」

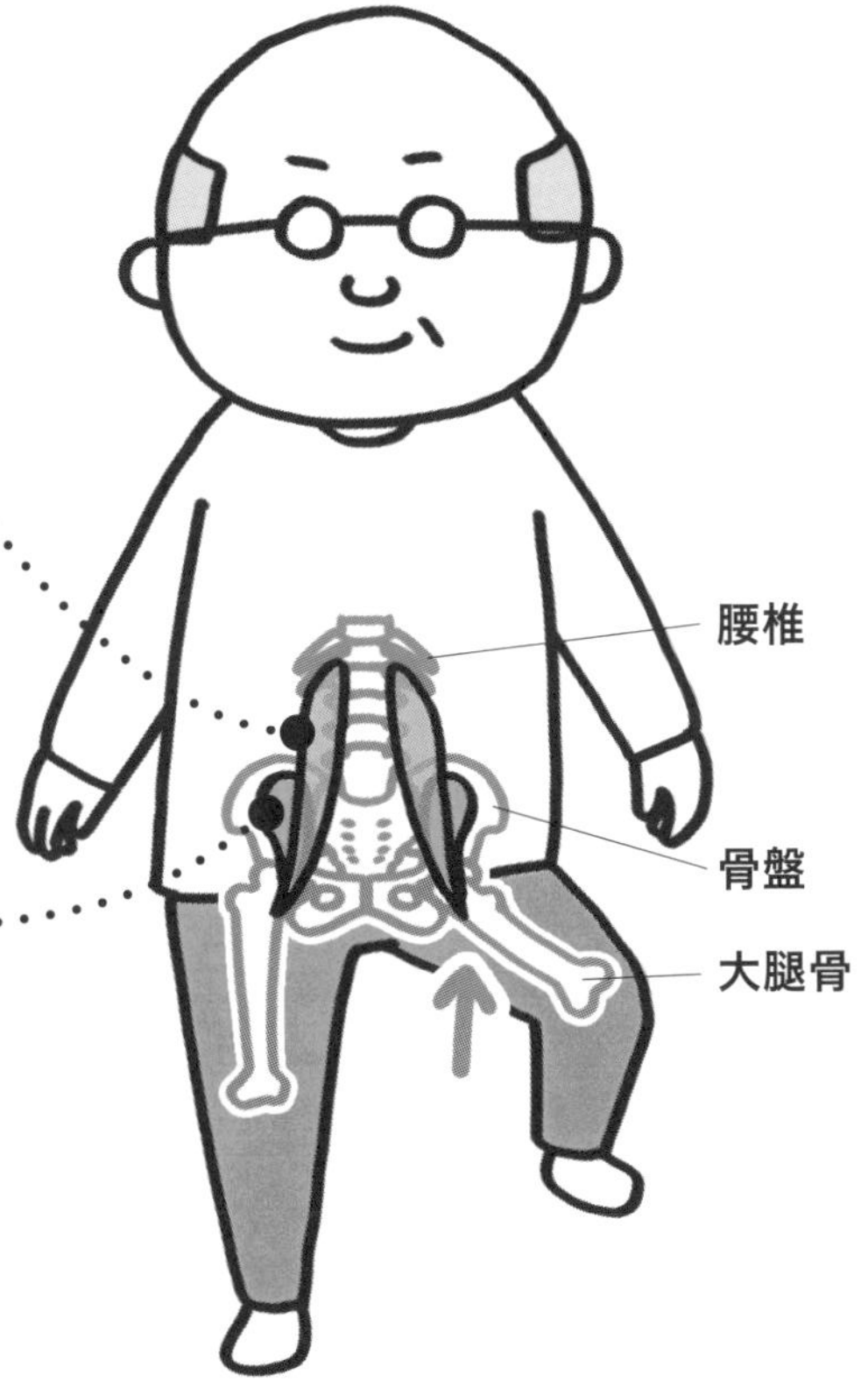

腰椎
骨盤
大腿骨

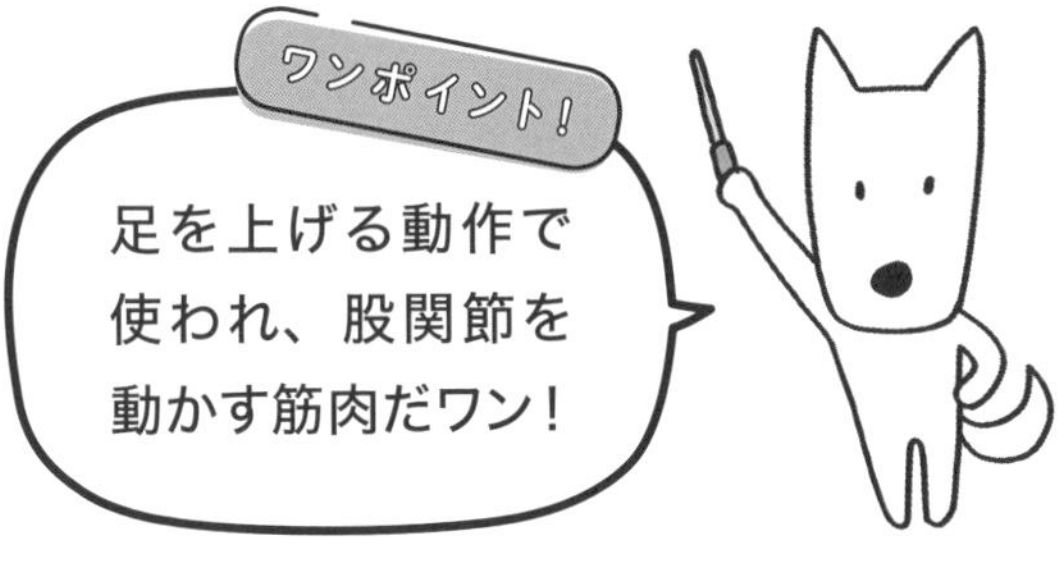

ワンポイント！
足を上げる動作で使われ、股関節を動かす筋肉だワン！

腸腰筋が弱まると足を引きずり、反り腰に

また、腸腰筋が縮んだ状態で硬くなると、常に腰が前に引っ張られている状態になり、立ったり歩いたりする際には上半身をまっすぐに伸ばそうとするので**反り腰**になりがちです（第2章の112ページでも解説します）。

反り腰の姿勢は、腰椎に大きな負担となります。

負担が重なると骨の変形やじん帯の肥厚、すべり症を発症する原因となったりします。

たとえば、脊柱管狭窄症の方が手術をしたとしても、腸腰筋が硬いままだと反り腰の姿勢が改善されず、再発の危険性が少なからずあると言えます。

ですから、**腸腰筋の硬さを取り除くことこそが、根本的な治療になる**と考えます。

第2章では、この腸腰筋を寝ながらゆるめるストレッチを紹介していきます。

脊柱管狭窄症に必要なのは手術ばかりとは限らない

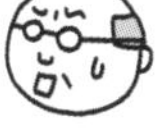

伊丹「脊柱管狭窄症と診断されたら、いずれ手術が必要になるんでしょうか？」

整体院に見える患者さんからは、そんな質問を受けることがあります。

脊柱管狭窄症と診断された患者さん全員が、必ずしも手術が必要になるわけではありません。特にニセ物の脊柱管狭窄症なら、手術しなくてもねじれを取れば症状がよくなるケースがほとんどです。

できれば手術しないで治したい——それが患者さんの本音だと思います（脊柱管の狭さが痛みの原因の「本物」の方でさえも）。

実際、手術をしても、歩くのはラクになったものの、下肢のシビレが残っているという人は少なくありません。

手術をする方はある程度重症で、一定期間、脊髄や神経根の圧迫が続いていたという方がほとんどです。手術によって、この神経の圧迫を除去することはできます。

しかし、**手術で神経を圧迫前の状態に戻すような治療はできません。**長期間にわたって圧迫されていた神経は変化が生じている場合があり、圧迫を取り除いてもなお神経の障害が残ることがあります。そのためシビレも残ってしまうのです。

手術を受けると「痛みもシビレもすべてが改善してスッキリするはず！」と思っている方には、実はそれほど改善しないケースもあることを想定しておいていただきたいのです。

そして、高齢の方は、それなりのリスクも負うことを考え合わせたほうがいいでしょう。手術をするかしないかは担当の医師とよく話し合い、セカンドオピニオンも受けたうえで慎重に判断することをおすすめします。

すぐに手術が必要な場合、急いでしなくてもいい場合

とはいえ、すぐに手術したほうがいい脊柱管狭窄症もあります。

それは、**排尿障害（尿漏れや尿の排出困難）、排便障害、進行性の筋力低下がある場合**です。そのような症状は、時間が経ってしまうと神経がダメージを受けすぎて、手術しても治りにくい可能性があるからです。また、手術が成功しても後遺症が残る心配も

出てきます。医師からも、そのような説明を受けるでしょう。

ここまで症状が進んでいたら、手術が必要です。

しかし、そんなに重い症状でなければ、急いで手術をする必要があるでしょうか？

たとえ、脊柱管狭窄症で間欠性跛行があっても、5分しか歩けなかったのが、セルフケアにより10分歩けるようになり、10分の歩行が15分になり、**徐々に歩ける時間や距離が延びていけば、生活はがらりと変化していく**でしょう。

家のなかに閉じこもりがちだった方が、家の外まで行動範囲を広げることができれば、心身ともに好影響があるはずです。

それほど重症化していないのならば、年齢や手術に伴うリスク、そして日常生活に及ぼす影響をよく考え、手術の有無を決めることをおすすめします。

ゆる〜いストレッチで、筋肉をゆるめ、症状を改善

ここまで、脊柱管狭窄症の原因、本物とニセ物の症状、そして、手術の必要性について説明してきました。

次の第2章では、腰椎のねじれをチェックし、ねじれを元に戻すストレッチや腸腰筋のストレッチを紹介していきます。

その前に、ちょっとひと言。ストレッチをするリスクについてお話ししておきましょう。

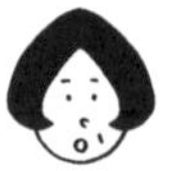

腰野 **「えっ、リスクがあるのにストレッチで治せって矛盾してませんか⁉」**

あわてないでください。第2章で紹介するのは、みなさんが想像しているような、グイーッと体を引っ張ったり、限界まで伸ばしたり、痛いけど気持ちいいというストレッチではありません。

正直、「こんなので効くの?」というくらいに、ゆる〜いストレッチです。

実はみなさんが想像しているような、痛いけどガマンして伸ばす「やった感」があるストレッチには、大きなリスクが潜んでいます。

年齢を重ねると、筋肉には柔軟性がなくなってきます。それなのに20代や30代の人が行っているのと同じストレッチをすれば、一流のアスリートでもない限り、筋肉を傷めても当然です。

整体院に見える患者さんのなかには、「家のマッサージ器で強くもまれて痛くなった」とか、「スポーツジムで若い人にまじってストレッチのプログラムに参加したら痛みで動けなくなった」とか、そんな方は珍しくありません。

50歳を過ぎたら、ガマンして行うようなきついストレッチは、もうしないでください。

脊柱管狭窄症には体がやわらかい人が多い

開脚や前屈がラクにできるようになると、体がやわらかくなって腰痛が治るなどと信じている人もいます。

ところが、**脊柱管狭窄症の人は背面の筋肉がやわらかく、開脚や前屈が簡単にできてしまう**という方が少なくありません。反対に、**体の前側の筋肉が硬い**のです。

ですから、開脚や前屈ができても脊柱管狭窄症になりますし、開脚や前屈ができるようになっても治らないと言えます。

むしろ、前屈をしても逆効果です。体のうしろ側ばかりをやわらかくして、前側の筋肉は硬いままというアンバランスな状態でいると、姿勢がさらに悪くなってしまいます。筋肉は関節につながっています。きついストレッチをして筋肉を引っ張ると、関節に負担がかかります。

腰を反るストレッチはやってはいけない!

脊柱管狭窄症の人が、腰を反るようなストレッチをすると、かえって筋肉を傷めてしまうことがあります。

腸腰筋のストレッチで前後に足を開脚する動きがありますが(次ページ下の図)、とても危険です。というのも、腸腰筋は伸びるものの、腰を反るので脊柱管狭窄症をますます進行させ、腰を痛める結果を招きかねません。

実はラジオ体操ですら、腰を反らす動きを脊柱管狭窄症の人がすると、症状を悪化させる可能性があります。

ましてや、グイグイ引っ張るようなストレッチや体操は筋肉を傷めやすく、関節にも負担をかけます。そのうえ、残念なことに、筋肉の表面しか伸びず、奥まで届いていません。

腸腰筋は表面にある筋肉ではなく、筋肉の深部にあるインナーマッスルです。ですから、引っ張るだけのストレッチでは、硬くなった腸腰筋をほぐすことはできないのです。

第2章で紹介するストレッチは、決して

やってはいけない「腸腰筋ストレッチ」

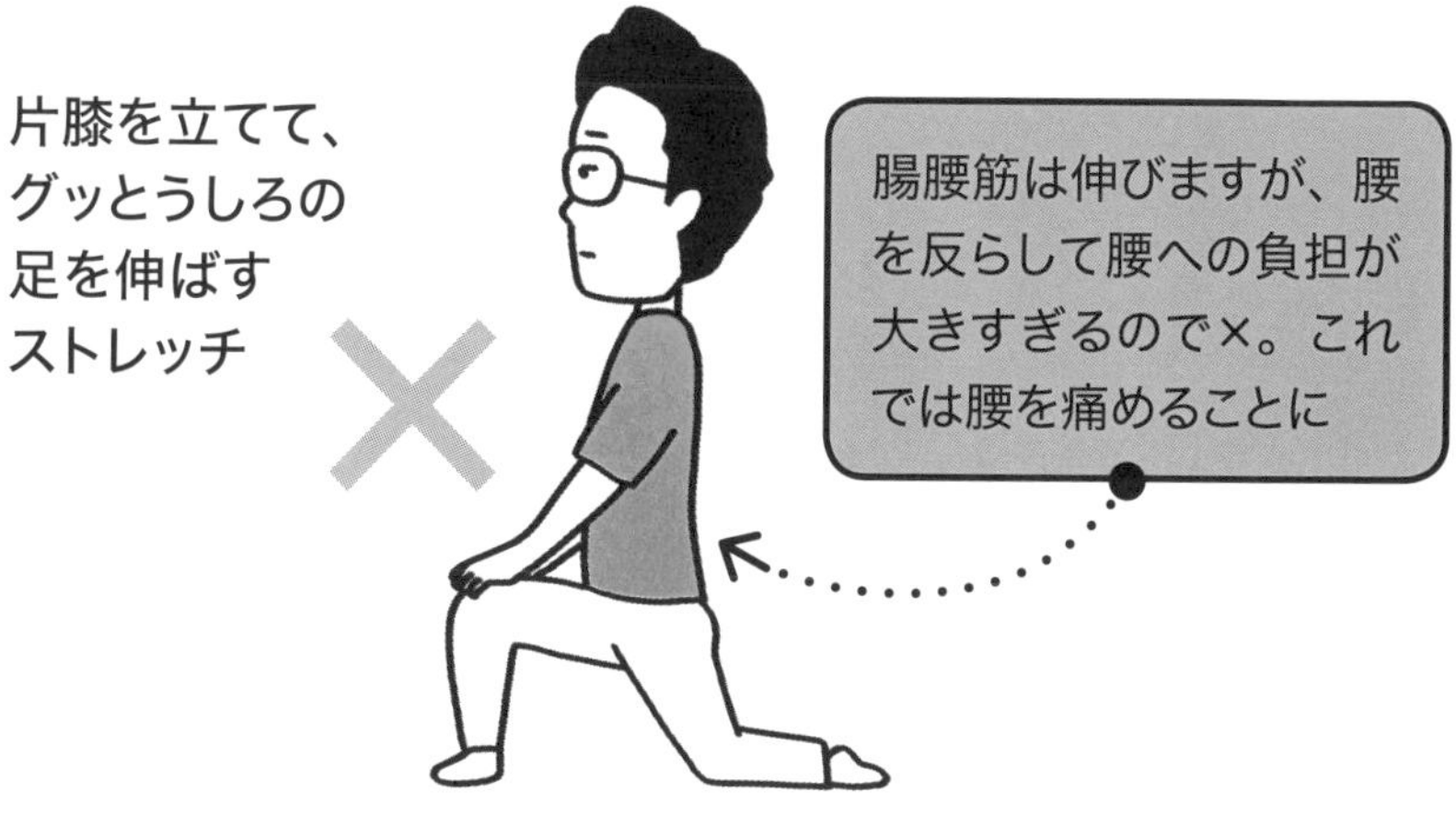
片膝を立てて、グッとうしろの足を伸ばすストレッチ
腸腰筋は伸びますが、腰を反らして腰への負担が大きすぎるので×。これでは腰を痛めることに

痛いほど引っ張ったり曲げたりするものではありません。

お尻をたたくだけ、足をゆっくり曲げて伸ばすだけといった、本当にゆる〜いストレッチなのです。むしろもの足りなさを感じる人もいるかもしれません。

ところが、そのゆるさとはうらはらに、深部にある筋肉にダイレクトに作用し、やわらかくするストレッチなのです。

その効果効能については、第2章でじっくりと説明します。

「あの地味な動きで痛みがとれるなんて！」

「お尻をたたいて治るなんてフシギ！」

「ビフォーアフターが違いすぎてうれしい！」

こんな体験者の声が続出しています（「はじめに」で申し上げたように、うちの整体院にもうお客さんが見えなくなるんじゃ……という心配すらしてしまいます）。

さあ、前置きはこのくらいにして、次からは、「タイプ別診断」に始まり、天道式の「ゆる〜いストレッチ」を紹介してまいります。

第2章

あなたのタイプを診断！寝ながら治すストレッチ

あなたに合ったケアを見つける痛みの4タイプ別診断

第1章では、脊柱管狭窄症には「本物」と「ニセ物」があることを中心にお伝えしてきました。

もしかしたら、腰椎のねじれの原因や関節包の解説がちょっと複雑だなと感じた方がいるかもしれません。そういう方は「なんとなくわかった」「わかったような、わからないような……」でもかまいません。

第1章のなかでも、次の3つのことを覚えておいてもらえればと思います。

- 脊柱管狭窄症には**「本物」と「ニセ物」**があること
- 痛みの原因が**「本物」は脊柱管の狭さ**にあり、**「ニセ物」は腰椎のねじれ**にあること
- **「本物」にも「ニセ物」にも有効なセルフケア**があること（手術をしたほうがいいような重症の「本物」ケースを除く）

症状の違いで「本物」か「ニセ物」かに大別

さて、第2章ではいよいよ、ゆる〜いストレッチについてご紹介していきます。

……とその前に、みなさんには次の4タイプのどれに当てはまるかを自己診断してもらいたいと思います。というのも、タイプ別診断の結果によって、行うべきストレッチが違ってくるからです（セルフケアではなく、手術が必要なタイプかもわかります）。

①**腰椎ねじれタイプ**……「ニセ物」脊柱管狭窄症
②**神経圧迫シビレタイプ**……「本物」脊柱管狭窄症
③**混合タイプ**……「ニセ物」と「本物」の両方の症状がある
④**手術適用タイプ**……セルフケアよりも手術が必要。重症の脊柱管狭窄症

タイプ別診断は、本物とニセ物の症状の違いから判断していくやり方です。次ページで紹介するチャートテストに、Yes、Noにしたがって答えていくだけで、簡単に自分のタイプがわかります。

さあ、あなたのタイプを見つけていきましょう！

設問に答えるだけでわかる！ タイプ別診断チャート

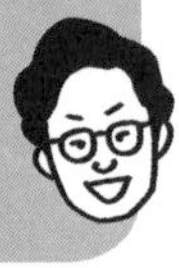

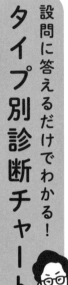

●以下の設問に答えて、A、Bの選択肢に進んでください。

A →

B …→

スタート

Q 歩くときに痛いのは…

A 最初の一歩から。または特に痛くない

B しばらくしてから（最初もあとでも、両方痛い人はB）

A →

Q 腰を曲げると痛いのは…

A 前屈したとき、あるいは痛くない

B うしろに反らしたとき

B …→

Q 足の筋力低下について…

A あまり感じない

B 最近足がやせた、足の裏を床につけて、つま先を上げられない。100mも歩けない

A →

Q 寝返り、起き上がり、立ち上がりなど動作の開始時に…

A 痛みを感じることがある

B 痛みはほとんどない

B …→

Q 歩くときの痛みについて…

A 最初は痛くないが、しばらくして痛い。休むと大丈夫

B 最初痛くて、だんだんラクになり、でもまた痛くなる

B …→

Q 頻尿や尿漏れ、あるいは尿が出づらい、排便が困難などの排尿・排便障害が…

A 特に感じないか、あってもいままでと同じくらい

B 今までよりもある

A →

①腰椎ねじれタイプ

「ニセ物」脊柱管狭窄症。痛みの原因は、脊柱管の狭窄というよりも腰椎のねじれです

B …→

②神経圧迫シビレタイプ

「本物」脊柱管狭窄症。痛みの原因は、脊柱管の狭窄にあり、腸腰筋の硬さが関係しています

B …→

③混合タイプ

「ニセ物と本物」両方の症状。痛みの原因が、腰椎のねじれ、脊柱管の狭窄、両方にあります

B …→

④手術適用タイプ

セルフケアよりも、**これ以上悪化しないうちに、手術を検討し**たほうがいいでしょう

もっと教えます！本物とニセ物の症状の違い

ここではさらに、本物（神経圧迫シビレタイプ）とニセ物（腰椎ねじれタイプ）の症状の違いをまとめておきましょう。

神経圧迫シビレタイプの特徴

- ☑しばらく歩くと痛みやシビレが出るが、少し休むとまた歩けるようになる（間欠性跛行）
- ☑長時間立っていられない
- ☑座っているときにはつらさを感じない
- ☑自転車で漕ぐのは問題ない
- ☑カートを押して歩くといつもより長く歩ける

腰椎ねじれタイプの特徴

☑布団の上で寝返りを打ったり、起き上がったりしたときに痛みがある
☑座った姿勢から立ち上がるとき、痛みが出る
☑歩き始めは痛いが、歩いていると少しずつラクになる
☑痛いほうを下にして横になって寝られない
☑コルセットをつけるとラクになる

さらに言うと、正真正銘の「本物」には、次の3つの症状があります。

Ⓐ歩き出しは痛くはないが、しばらく歩くと痛くなる
Ⓑ排尿障害（尿漏れや尿の排出困難）や排便障害
Ⓒ進行性の筋力の低下

Ⓐは第1章でも解説した間欠性跛行です。100mも歩けなくなると重症と判断されます。Ⓑは腰の神経が圧迫されたことにより、膀胱や直腸の機能が損なわれ、排尿・排便障害をきたすことがあります。Ⓒは神経の圧迫が強くなって起こる筋力の低下です。

100mも歩けない人、ⒷやⒸの症状がある人は重症度が高く、セルフケアよりも手術を検討したほうがいいでしょう。

寝ながら治せる「腰椎ねじれ」「神経圧迫シビレ」「混合」の3タイプ

52ページの「タイプ別診断」の結果はいかがでしたか？　この診断によって、みなさんが次の４タイプのいずれかに該当するかがわかりました。

①**腰椎ねじれタイプ**……「ニセ物」脊柱管狭窄症
②**神経圧迫シビレタイプ**……「本物」脊柱管狭窄症
③**混合タイプ**……「ニセ物」と「本物」の両方の症状がある
④**手術適用タイプ**……セルフケアよりも手術が必要。重症の脊柱管狭窄症

腰野「私は①の腰椎ねじれタイプでした」

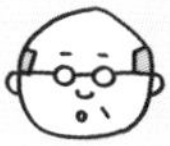

伊丹「私は③の混合タイプでしたよ」

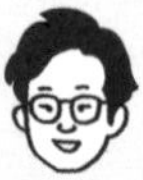

天道「私の整体院に見える患者さんに多いのも、**①のニセ物と③の混合タイプ**です。どちらも、歩き始め、立ち上がるとき、起き上がるときなど動作の開始時に痛みが出ることが多いタイプです」

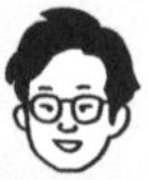

天道「伊丹さん、歩行時にずっと痛いのですか？」

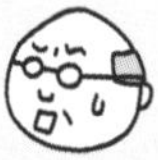

伊丹「ええっと、歩き始めが痛いですね。その後は平気ですけど……」

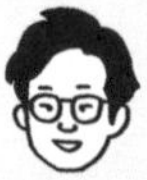

天道「しばらく歩くと、また痛くなることはありませんか？」

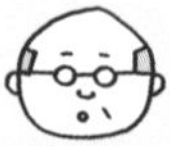

伊丹「そういえば痛いです。歩き出しの痛みのほうが強いので、忘れてました」

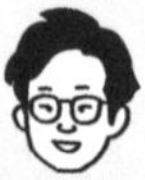

天道「混合タイプの場合、伊丹さんのような答えをする患者さんは多いんです。**間欠性跛行より歩き出しの痛みのほうが激しい**ので、こちらからおたずねして、そういえば歩いてしばらくしてからも痛いときがあるかな……と思い出される方が多いんですよ」

腰野「あの、セルフケアはどのくらい続ければ、効果が出るんでしょう？」

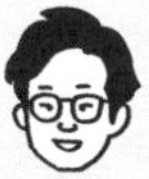
天道「みなさん、それを聞きたがるんですよね。効果といっても個人差がありますから、これくらいとは断言できないんです」

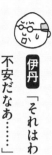

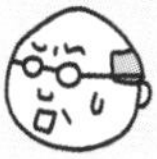
伊丹「それはわかるけど、やっぱり、何週間とか何ヵ月とか、目標がないとやる気が出ないし、不安だなあ……」

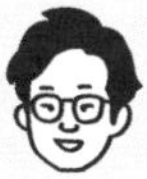
天道「わかりました！　目安を申し上げます。**①のニセ物タイプは2週間、②の本物タイプは3ヵ月ですね。③の混合タイプは、①の腰椎のねじれをとるストレッチを2週間、その後は②の脊柱管の狭窄を改善するためのストレッチを3ヵ月です**」

腰野「すると、私は2週間でよくなるんですね？」

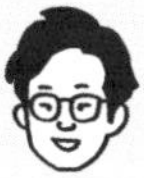
天道「あくまでも目安ですから、それより長くかかることも短くなることもあります」

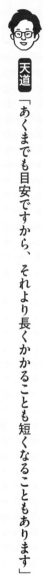

伊丹「よしっ、明日から頑張って朝昼晩、欠かさずストレッチをいっぱいするぞ！」

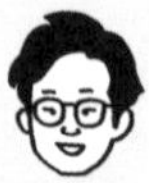
天道「ああ～それそれ、それがダメなんですよ～！」

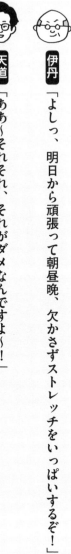

セルフケアのやり過ぎは禁物！

セルフケアを患者さんにおすすめすると、とにかく回数を多くこなせば早くよくなるだろうと誤解する方がいます。

たとえば、腰痛、足のシビレを改善する「お尻たたき」（78ページ）ですが、20回と説明しているのに、「倍の40回もたたけば、2倍、効果があるはず」と考える人もいます。

回数やストレッチの強度は、これまでの患者さんの改善の実績と、改善するまでの様子を見てきた経験から、**最も効果的と思われる設定**にしています。

その設定以上でもそれ以下でも、効果は変わりません。変わりないどころか効果が減少して、かえって悪化するおそれすらあります。

早くよくなりたい一心で、一生懸命ストレッチしたい気持ちは理解できますが、やり過ぎは禁物です。

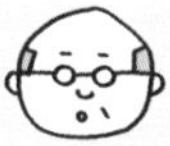

伊丹「過ぎたるは及ばざるがごとし、ですね」

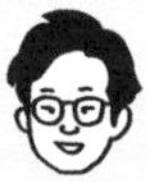

天道「その通りです。むしろ、やり過ぎると悪化する場合もあるので、注意してくださいね」

①〜③タイプがストレッチを続ける「期間の目安」

①腰椎ねじれタイプ
…朝晩、2週間
➡60ページ

②神経圧迫シビレタイプ
…朝晩、3カ月
➡90ページ

③混合タイプ
…朝晩、2週間＋3カ月
➡60ページ＋90ページ

ただし、**③混合タイプの方は「①腰椎ねじれタイプ」と「②神経圧迫シビレタイプ」のストレッチを同時期に一気に行わないでください。**動作時の痛みのある方が、「②神経圧迫シビレタイプ」のストレッチを行うと悪化するおそれがあります。必ず、①のストレッチを2週間行ったあとに、②のストレッチに移行してください。

ニセ物タイプと混合タイプは、腰椎のねじれ診断から始めよう

まず、**①の腰椎ねじれタイプ、③の混合タイプ**の方に向けたストレッチからお伝えしていきます。

それは、「かかと落とし」と「お尻たたき」の2つです。

これで腰椎のねじれを解消し、痛みを改善していきます（腰椎のねじれを解消後、混合タイプは「②神経圧迫シビレタイプ」のストレッチも行っていきます）。

腰椎ねじれタイプと混合タイプの方は、最初に「腰椎ねじれ診断」を行いましょう。

腰椎のねじれ具合は、人によって異なります。右にねじれている人もいれば、左にねじれている人もいます。

そこで、自分の腰椎がどちらにねじれているのかを調べることから始めましょう。検査は簡単です。

左側が痛い人は右ねじれ、右側が痛い人は左ねじれ

あお向けに体全体の向きがまっすぐになるように寝て、両膝をくっつけて立てます。

そのまま、**膝を右と左に倒し、どちらに倒したほうが腰や足に痛みが出るか**を調べます。

膝を右に倒して左側に痛みが出るなら右ねじれ、左に倒して右側に痛みが出るなら左ねじれです。**倒した膝と同じ側の腰椎にねじれがある**と覚えてみてください。

あるいは、日常的に痛みを感じる側が決まっていれば、たとえば**左側の腰や足に痛みが出るなら右ねじれ、右側に痛みが出るなら左ねじれ**と判断してもらってもけっこうです。

もしも、腰の真ん中に痛みを感じる場合は、膝を左右に倒して、より痛みの強いほうを選択します。倒しきったときではなくて、どちら側に倒すと痛いかを注意してみましょう。

なお、少し膝を動かすだけで痛くて、膝を倒す動きができないという方は無理をしないでください（膝を倒せない方に向けた検査は、66ページで紹介します）。

そして、**②の神経圧迫シビレタイプは、ねじれ検査をする必要はありません。**痛みの原因は腰椎のねじれではなく、脊柱管の狭さによる神経の圧迫と考えられるからです。

腰椎の右ねじれ、左ねじれがわかる膝倒し診断

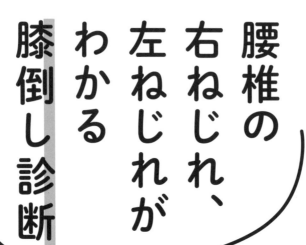

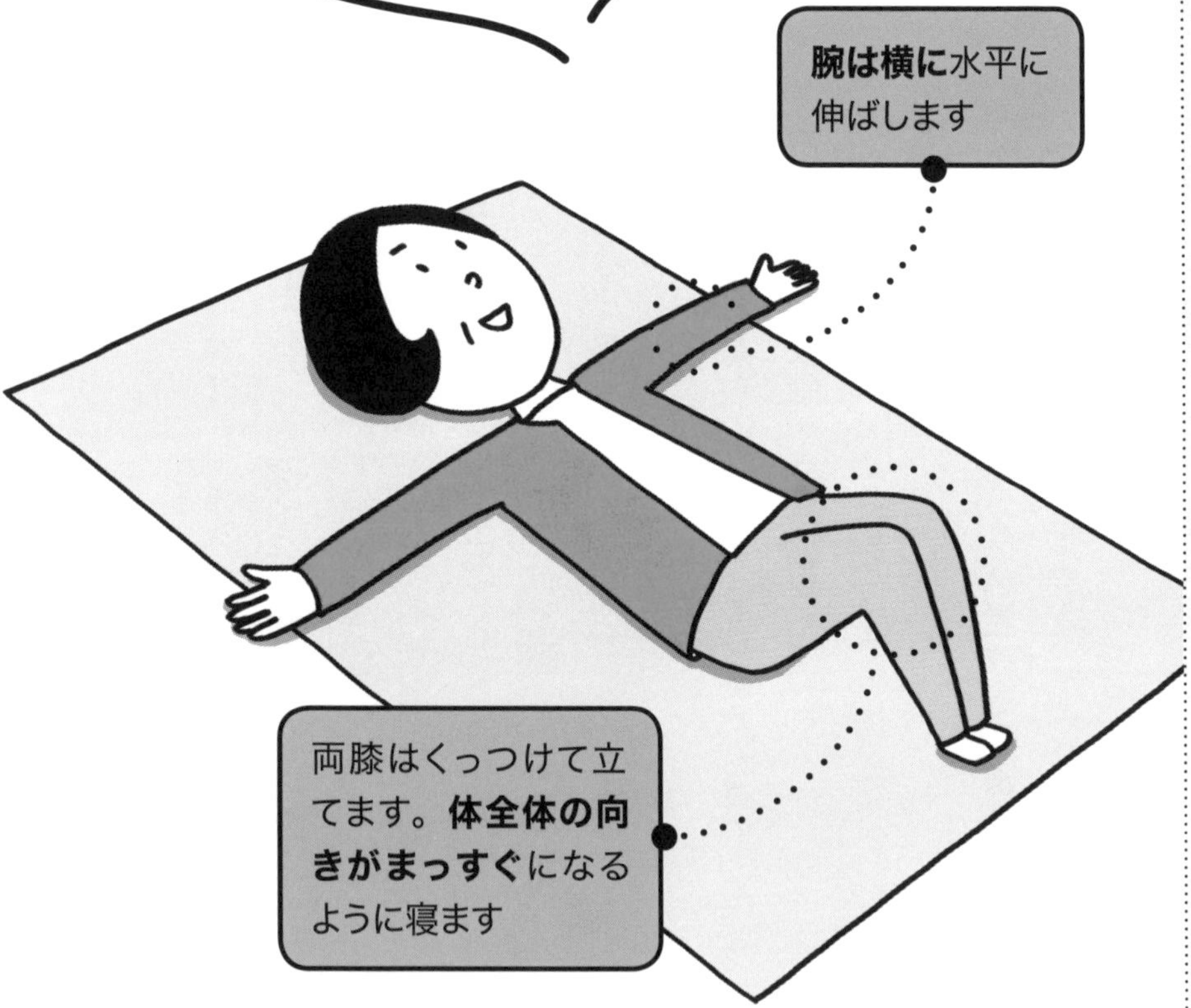
腕は横に水平に伸ばします
両膝はくっつけて立てます。**体全体の向きがまっすぐ**になるように寝ます

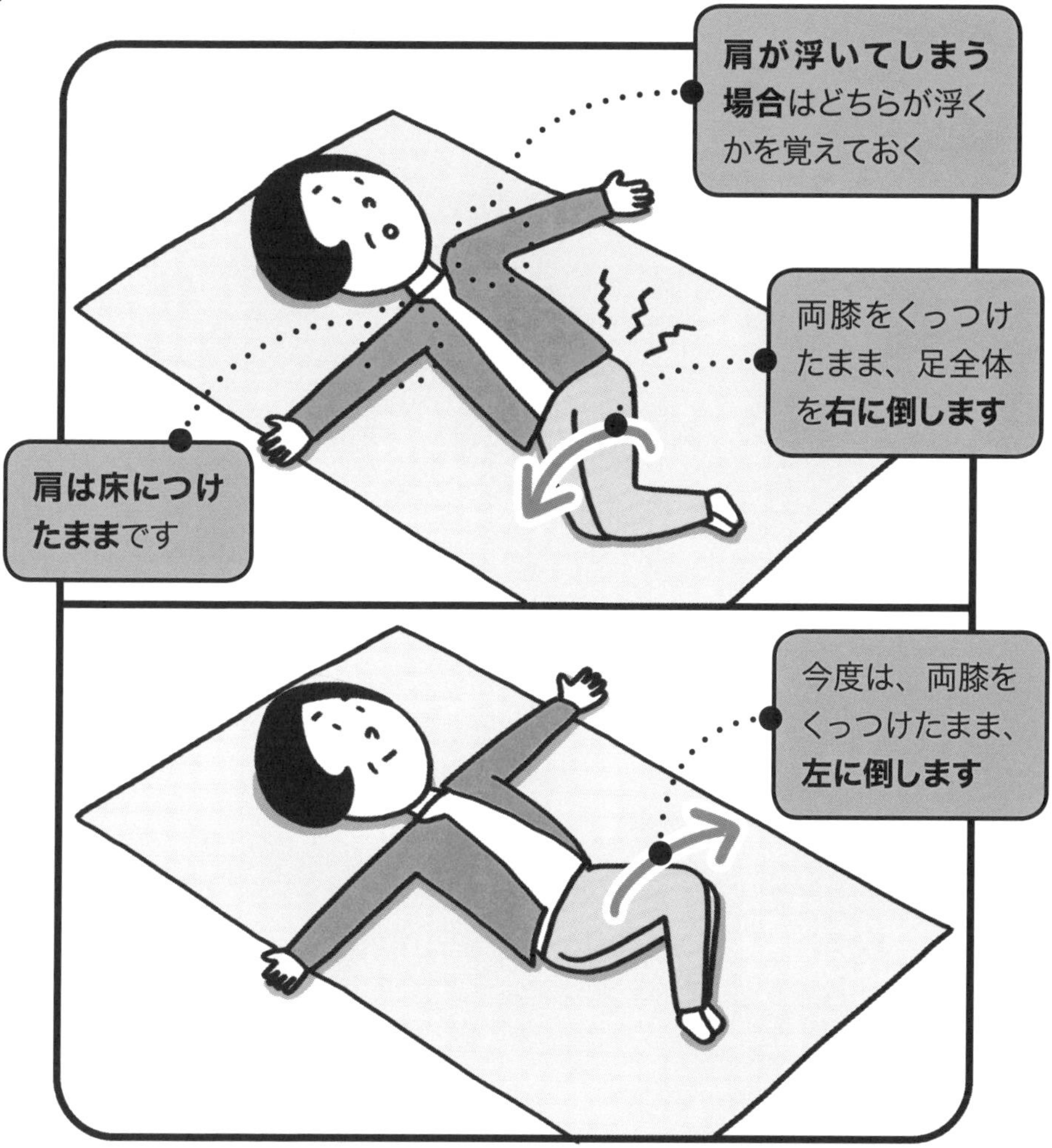
肩が浮いてしまう場合はどちらが浮くかを覚えておく
両膝をくっつけたまま、足全体を右に倒します
肩は床につけたままです
今度は、両膝をくっつけたまま、左に倒します

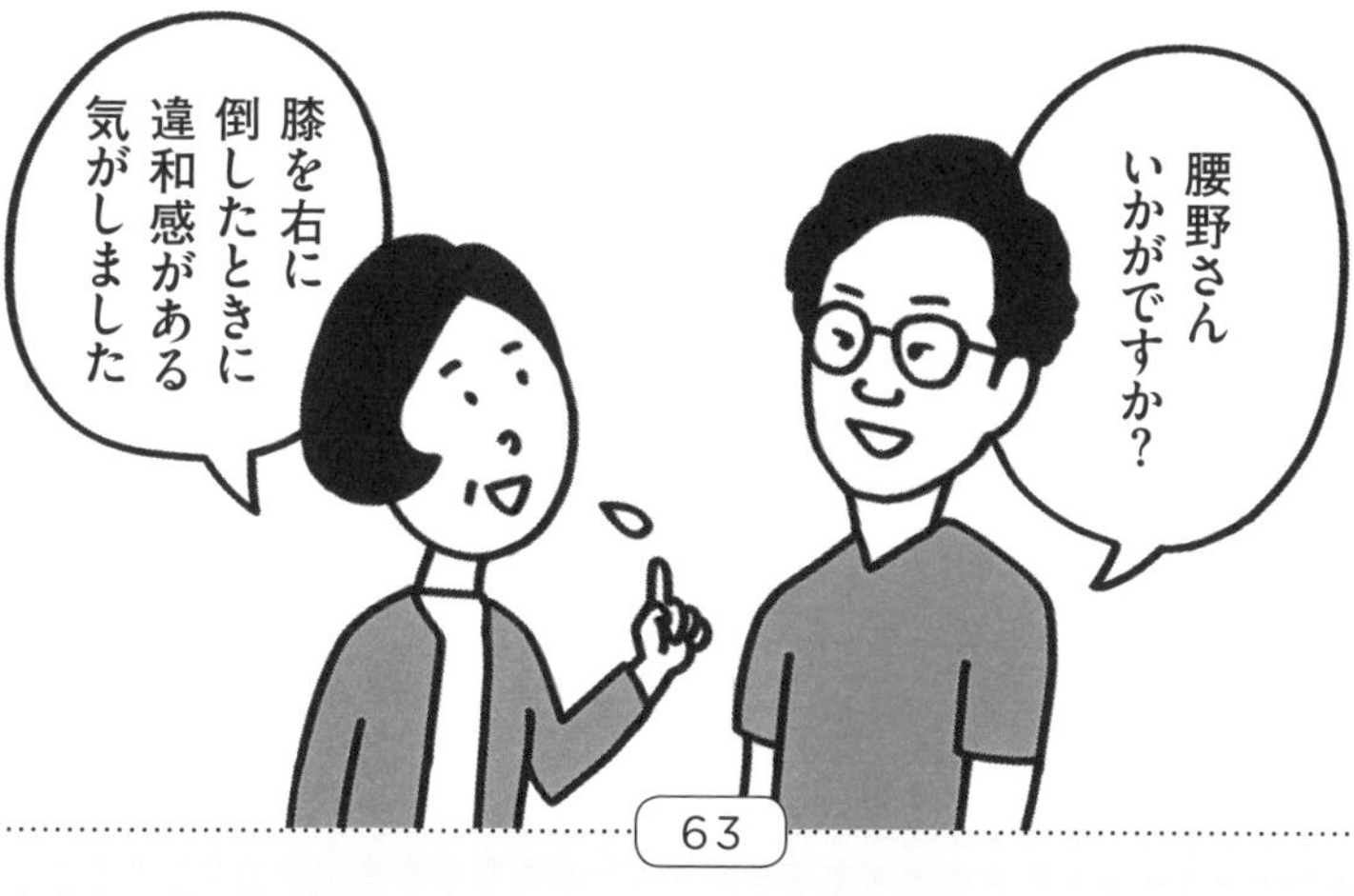
腰野さん いかがですか?
膝を右に倒したときに違和感がある気がしました

膝倒し診断で左右の痛みがわかりづらい場合

天道「膝倒しで右か左か判断できましたか？」

腰野「膝を右に倒したときに左の腰が痛い気がしました。でも、どちらに倒しても痛みが出るような感じもして……判断しづらいです」

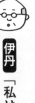

伊丹「私は、そもそも腰が痛くて膝を倒せない。ほかに調べる方法はないかな？」

天道「痛みが出る側がわからない、膝が倒せない、そういう患者さんは少なくありません。正座して調べる方法をやってみましょう。**正座をしてどちらの膝が前に出るかを見る**のです」

腰野「私は、左膝のほうが前に出ています」

天道「それは左の骨盤が前に出ているからです。腰野さんは、右ねじれですね。**左膝が出ていたら右ねじれ。右膝が出ていたら左ねじれ**というふうに、出ている膝と反対側の腰椎がねじれていると覚えておくと覚えやすいですよ」

伊丹「膝が悪いので正座ができない……」

天道「そういう方は、椅子に深く腰掛けて、膝の長さを調べてみてください」

伊丹「私は、右の膝のほうが前に出ています。ということは、左ねじれ」

天道「そうですね。右膝が出ている方は左ねじれです。また、膝倒し診断の例外パターンとして、**膝を倒した側の腰が痛い**とか、**背中が硬くて倒しにくい**というときには、**日常的に痛みを感じる側で判断**してください。腰や下肢の**左側が痛い人は右ねじれ、右側が痛い人は左ねじれ**と、痛みの出方で判断してもらってもいいですよ」

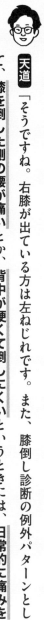

正座や椅子に座って腰椎のねじれを調べる

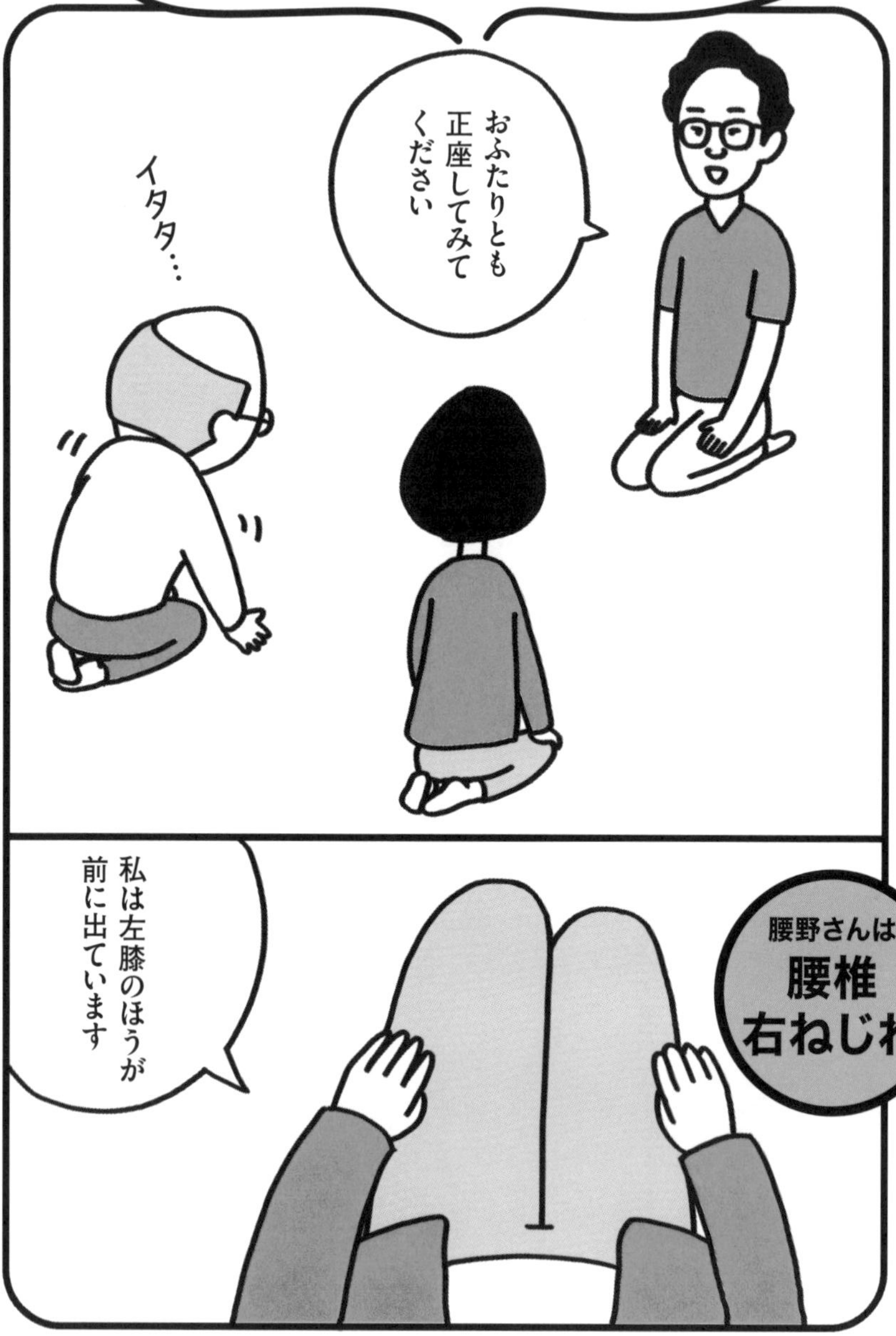
おふたりとも正座してみてください
イタタ…
私は左膝のほうが前に出ています
腰野さんは
腰椎
右ねじれ

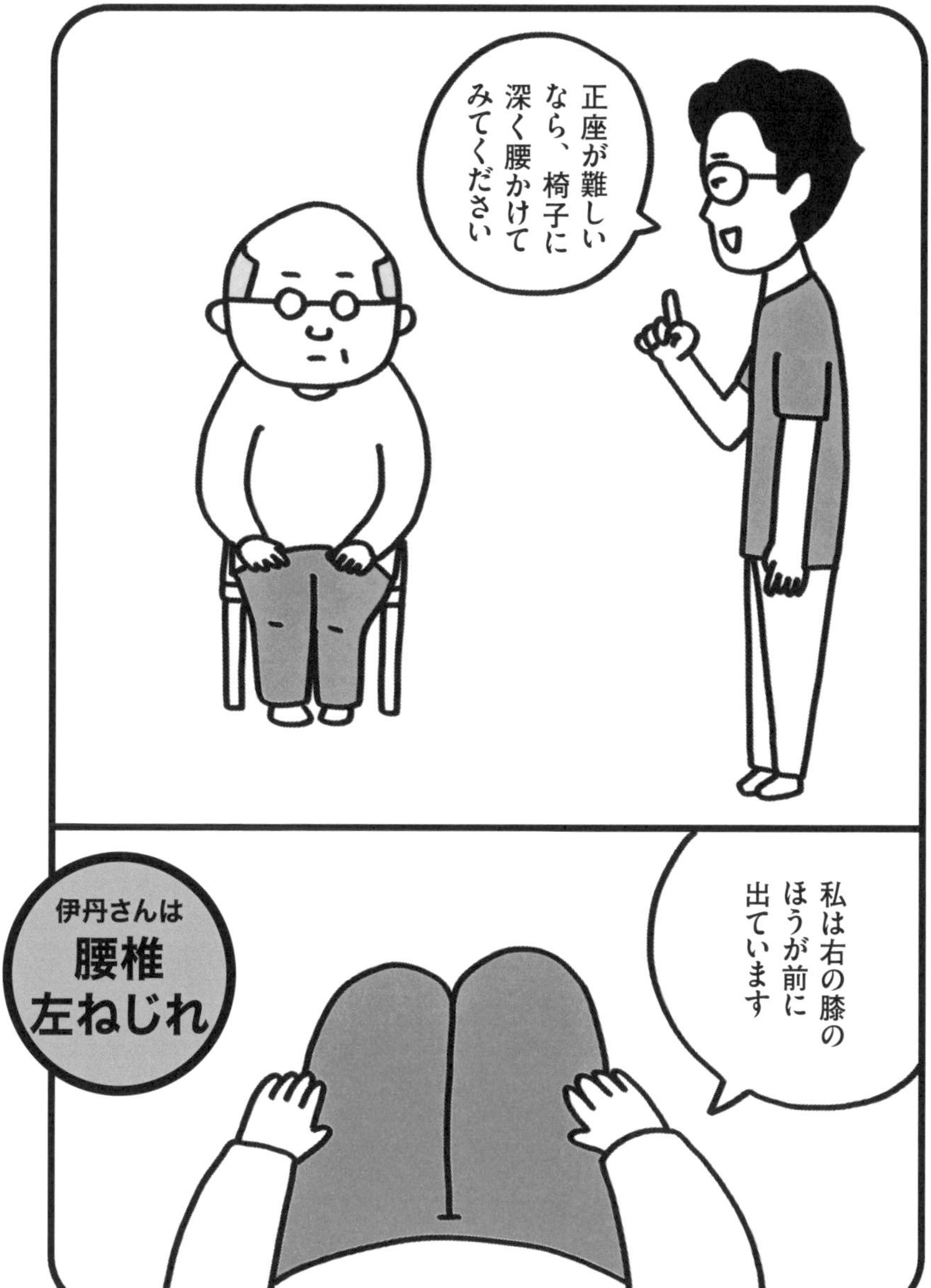

正座が難しいなら、椅子に深く腰かけてみてください
私は右の膝のほうが前に出ています
伊丹さんは
腰椎
左ねじれ

右ねじれと左ねじれ、腰椎に2ヵ所のねじれがある人も

ところで、腰野さんは「どちらに倒しても痛みが出るような感じ」と言っていました。実は腰野さんのように、左右両方ともに痛みが出るとか、日によって痛みの出方が違うという人がいます。

そういう人は、腰椎にたとえば右ねじれのところと少し左にねじれているところと2ヵ所のねじれがあると考えられます。これは、触診をするとわかります。

そのような場合は、66・67ページの膝の長さを見る方法で、左右どちらの膝が出ているかによって、左右どちらのねじれがより強いかを調べてみましょう。出ている膝と逆の側の腰椎にねじれがあると覚えておきましょう。

左膝が出ている➡右ねじれ
右膝が出ている➡左ねじれ

膝倒しや膝の長さで、痛みや長さの違いを日々チェック

さて、自分が右ねじれか、左ねじれかを判断したら、腰椎のねじれを元に戻す「かかと落とし」「お尻たたき」のストレッチを始めましょう。

これらのストレッチを始める前には、膝倒しでどちらに痛みが出ているか、あるいは膝の長さを見てどちらが長いかを、その都度、確認してみてください。また、ストレッチが終了したら、もう一度、痛みがどちらに出るか、チェックしてみてください。

なぜなら、**痛みの出方は日によって、または朝晩でも変化する**ことがあるからです。たとえば、ストレッチを始める前は、右ねじれの痛み（左側の痛み）だったのに、終わってみたら右ねじれは改善されて、今度は右側が痛むということもあるのです。

ねじれが2ヵ所あると、このような左右の痛みの変化が起こります。

というのも、もともとの右ねじれの痛みをかばう姿勢をとっているうちに、今度は左ねじれの痛みのほうが強くなってしまうことがあるのです。

このような症状の人は、左右のねじれを解消する必要があります。

そこで、**ストレッチの前後には必ず、膝倒しなどねじれの診断**をして、ストレッチ前はどちら側が痛いか、その後は痛さの度合いに変化がないか、注意してみてください。

寝ながら「かかと落とし」で上半身のねじれをとる

「かかと落とし」とは、寝ながら片方の足を上げてストンと落とすことで、落とした足とは反対側の肩の筋肉をゆるめる効果があります。

なぜ、肩まわりの筋肉をゆるめる必要があるのでしょうか？

第1章では、肩や胸椎などの上半身を左にひねると、腰椎や骨盤などの下半身は右にひねられ、さらに一部の腰椎（4番・5番）に右ねじれが生じるメカニズムをお伝えしました（32ページ）。

おさらいしますと、次のような流れです。

上半身を左にひねる⬇胸椎のうしろは右にねじれる⬇下半身は右にひねられる⬇

腰椎のうしろは左にねじれる

第1章でも説明したように、胸椎は腰椎よりも大きく回旋するので右にねじれる力が強く、腰椎4番か5番にもその力が伝わります。結果、腰椎4番か5番のどちらかに右ねじれが生まれます。この「異物」のような、右ねじれの腰椎が痛みの原因になるのです。

つまり、**腰椎右ねじれの方は、上半身を左にひねり、右肩が前に出て左肩の背面の筋肉が引っ張られ**ます。そして、**下半身を右にひねり、左の骨盤が前に**出ています。このような姿勢をとっても、普段の体がまっすぐになっていれば、腰椎にねじれが残ることはありません。

しかし、**右肩が前に出て、上半身を左にひねる姿勢が固定されてしまうと、腰椎にねじれが残りやすく**なります。

さらに言えば、**左肩の背面の硬く縮んだ筋肉をゆるめない限り、胸椎のねじれも、腰椎のねじれも改善しない**といえるでしょう。

そこで、最初に肩まわりの筋肉をゆるめるストレッチをします。それが、「かかと落とし」なのです。

横になって片方のかかとを床にストンと着地させるだけの簡単なストレッチです。かかとを床に落としたときの振動で対角線上にある肩まわりの筋肉をゆるめていきます。そして、上半身のねじれを改善し、次に行う「お尻たたき」で骨盤のねじれを改善します。2つのストレッチで、腰椎のねじれを改善させるのが目的です。

ストレッチの前にはねじれ診断を

ストレッチの前には、必ずねじれの診断を行いましょう。

膝倒しの診断で右に膝を倒して左が痛い人は、右ねじれでしたね。**腰椎右ねじれの人は、右足でかかと落とし**を行って、対角線上にある左肩の背面の筋肉をゆるめていきます。**左ねじれの人でしたら、左足でかかと落とし**を行います。

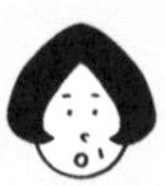

腰野「あれ……右ねじれの人は、右肩が前に出やすい姿勢ですよね？　それなら右肩に作用するように左足をかかと落とししするんじゃないですか？」

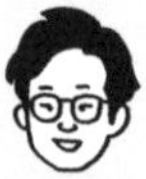

天道「実は、**右肩が前に出やすい理由には、左肩のうしろの筋肉も関係**しているんです。その筋肉が硬くなって、**左肩がうしろ側に引きつけられるから、右肩が前に出てしまう**ということにつながるんです」

腰野「体って、あちこちの部位がつながって作用しているんですね」

膝倒し診断で左肩が浮く場合

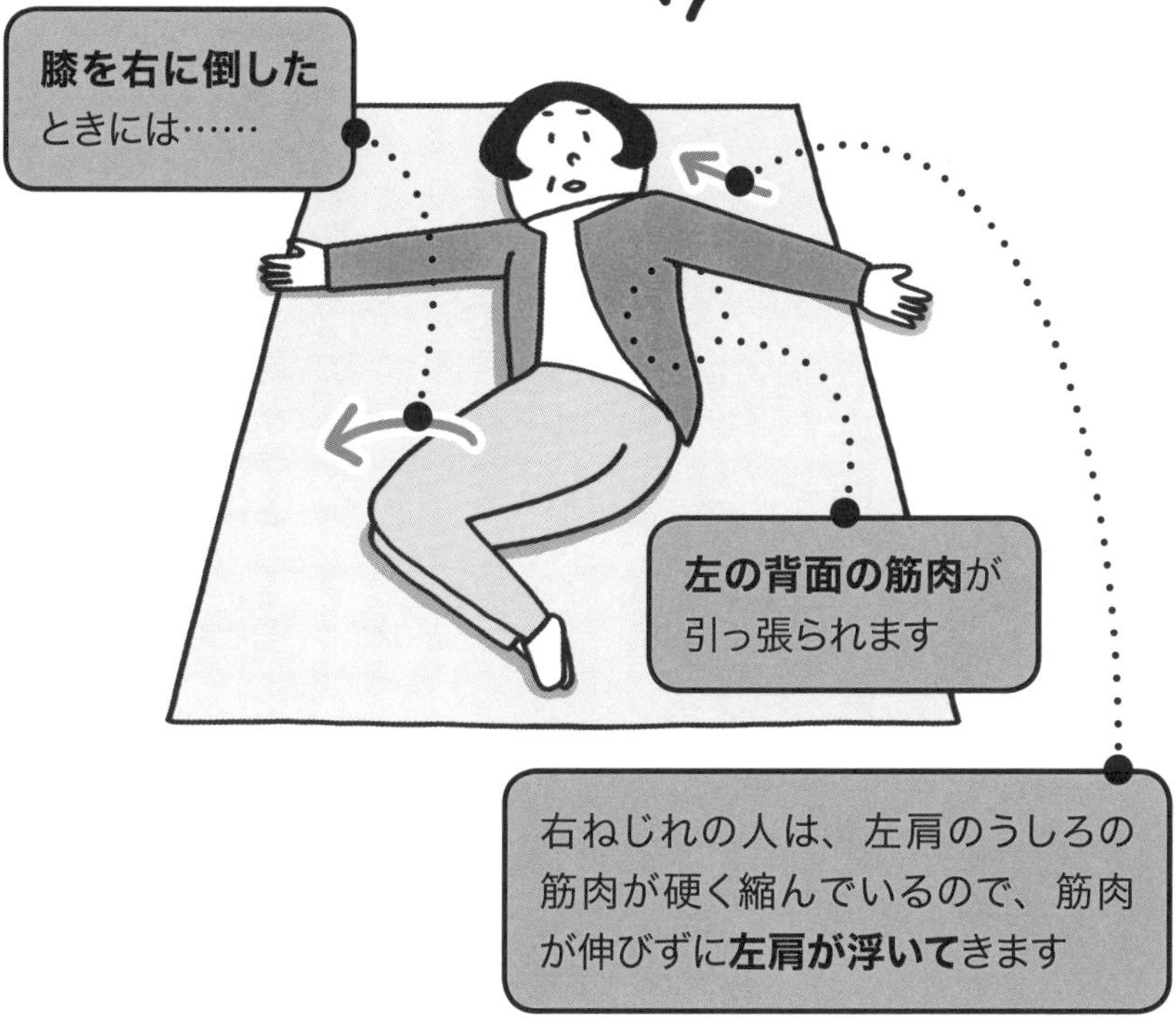
膝を右に倒したときには……
左の背面の筋肉が引っ張られます
右ねじれの人は、左肩のうしろの筋肉が硬く縮んでいるので、筋肉が伸びずに左肩が浮いてきます

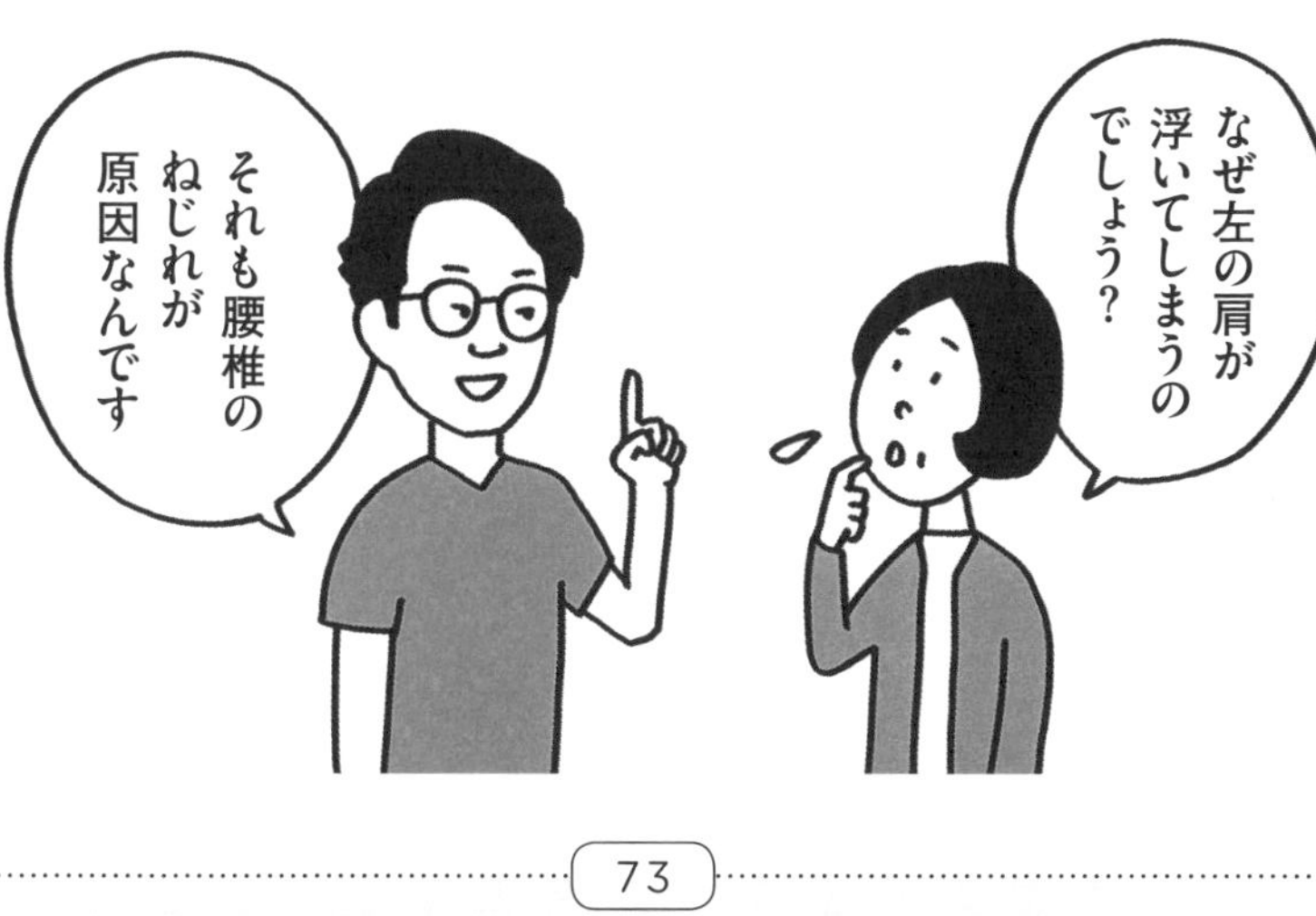
なぜ左の肩が浮いてしまうのでしょう？
それも腰椎のねじれが原因なんです

「かかと落とし」の効能とメカニズム

「かかと落とし」の効能をまとめると、次のようになります。

左肩をうしろに引く筋肉がゆるむ➡前に出た右肩が戻る➡上半身が左にねじれた姿勢を改善➡腰椎のねじれをとる

左肩のうしろ側の筋肉をゆるめるために、右足でかかと落としを行います。その結果、左肩をうしろに引っ張っている、縮んで硬くなった筋肉がゆるむのです。

では、具体的なやり方を説明していきます。

⑴腕を肩の高さに広げて横になります。腕はまっすぐにしますが、スペースがなければ45度くらいでも大丈夫です。

⑵右ねじれの人の場合、右足は45度外側に開き、つま先を上に向けます。

⑶右足を持ち上げ、ストンと落とします。これを5回行います。

膝倒しの検査で、左に膝を倒したときに右の腰や足が痛い人（左ねじれ）は、左足のかかと落としを行います。

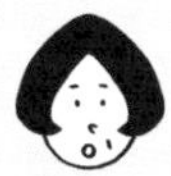

腰野「でも、かかと落としの振動なんて、かかとをストンと落とすくらいの強さですよ。それでも反対側の肩にまで影響するものなんですか?」

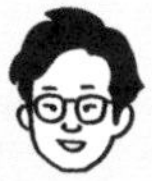

天道「わずかな振動でも広い範囲に伝わります。**右足を床に落とした際のトントン……という振動は水面を手でたたいたときの波紋のように、左肩にまで伝わっていく**というわけです」

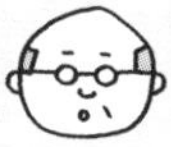

伊丹「私は左ねじれだから、左足のかかと落としをすればいいんですね?」

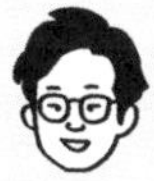

天道「そうです。**ねじれと同じ側の足、痛みがある側と反対の足でかかと落としをする**と覚えておくといいですよ。ねじれの検査で、立てた膝を床につけたとき、浮いてしまう肩と反対の足のかかと落としをするわけです。かかと落としのあとは、お尻たたきを行います」

ちなみに、腰野さんが両手のひらを合わせた「前へならえ」をして左右の腕の長さを比べると、右肩が前に出て、右の指が長いという結果でした。

かかと落としをすることで、左右の腕の長さがそろっていきます。ビフォアとアフターで長さを確認してみると、効果が実感できるでしょう。

まずは「かかと落とし」で上半身のねじれを改善

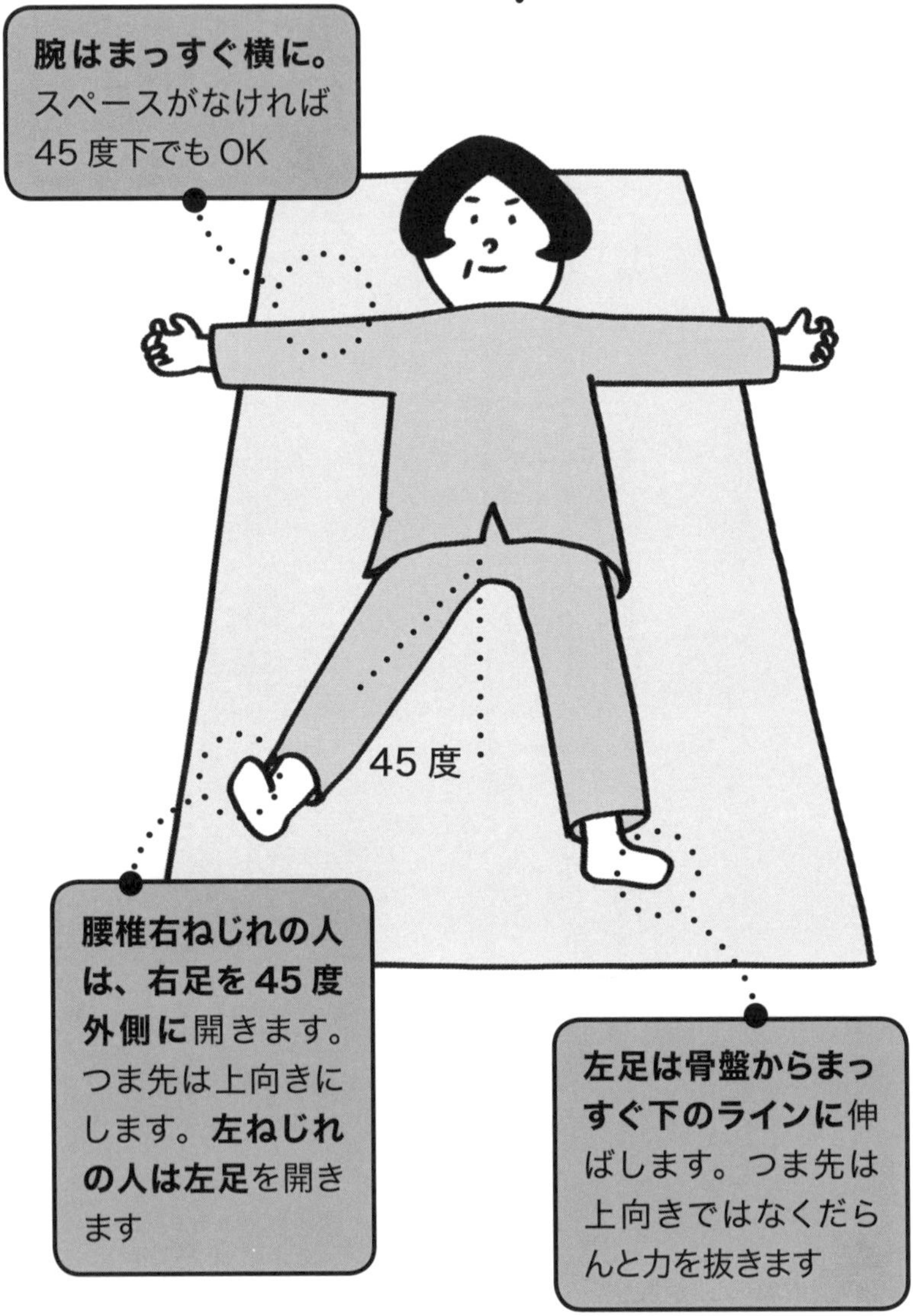
腕はまっすぐ横に。スペースがなければ45度下でもOK
45度
腰椎右ねじれの人は、右足を45度外側に開きます。つま先は上向きにします。**左ねじれの人は左足**を開きます
左足は骨盤からまっすぐ下のラインに伸ばします。つま先は上向きではなくだらんと力を抜きます

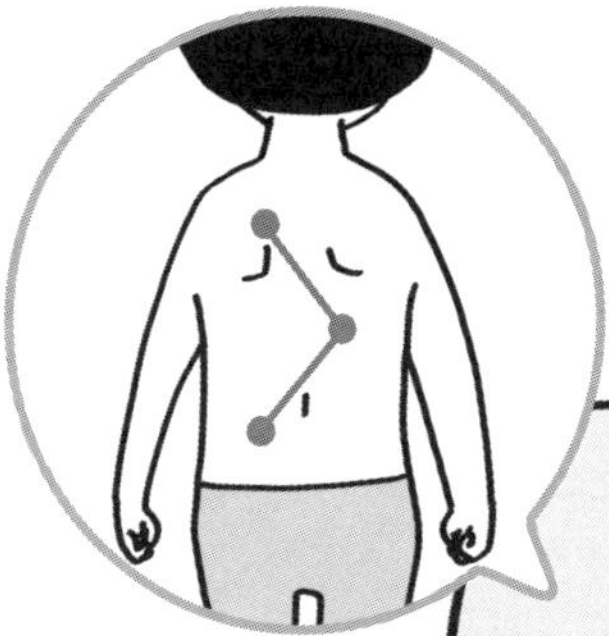

かかと落としをした振動により、**対角線にある肩の背面の筋肉**に作用し、矯正します

右のかかと落としで、左肩のほかに、右の背中、左腰にも作用します

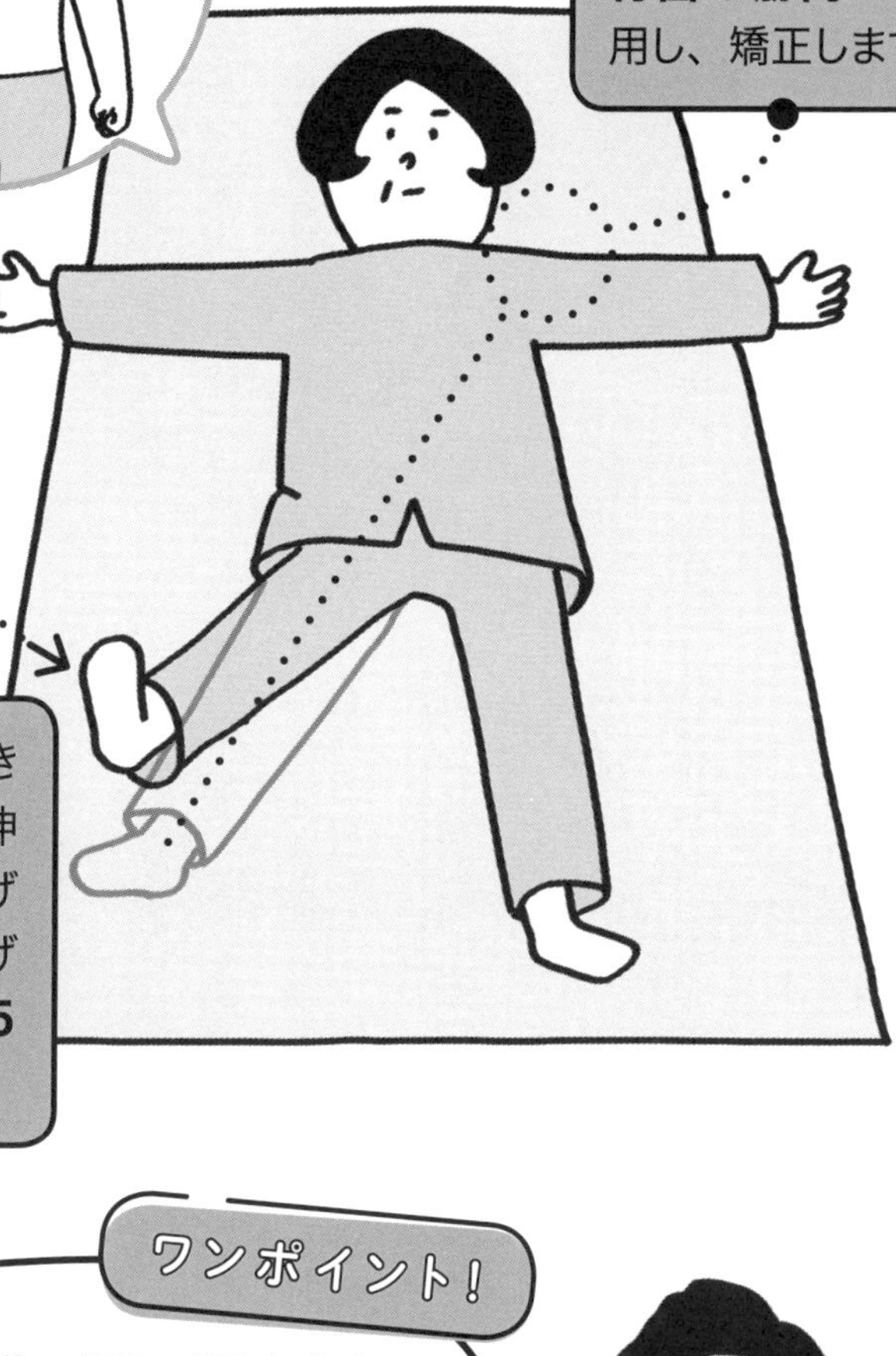

つま先を上向きにして、膝を伸ばしたまま上げます。持ち上げたら**ストンと5回**落とします

ワンポイント！

足の振動で肩の硬さをとる

「右ねじれ→右足」「左ねじれ→左足」で、片足だけかかと落としをします。足と対角線にある肩のうしろの筋肉ゆるめることで腰椎のねじれをとっていきます。

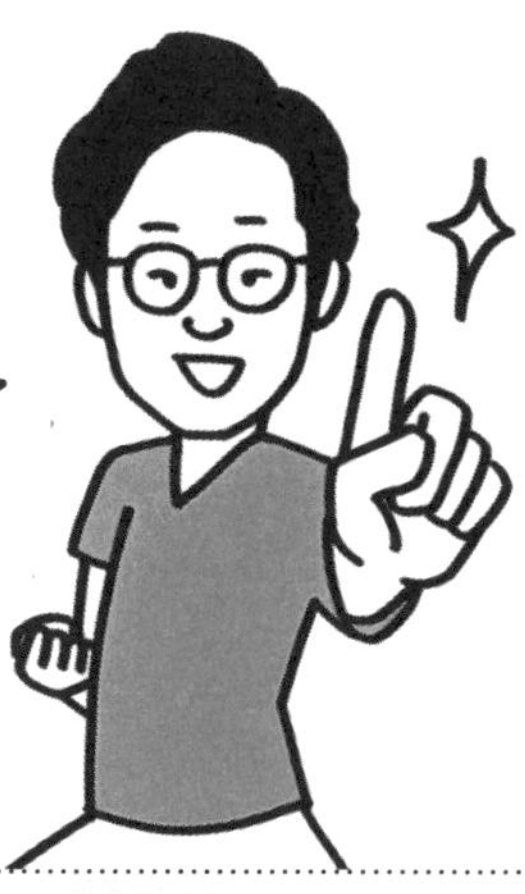

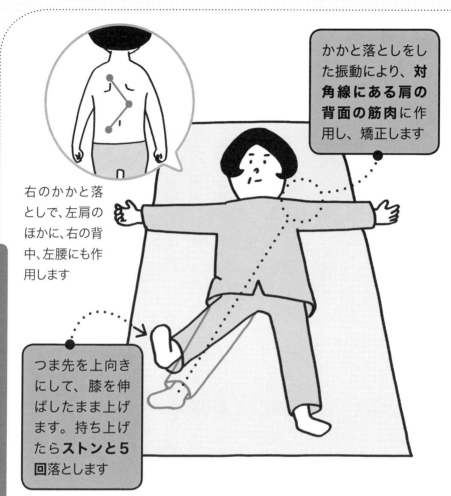

骨盤の関節の動きをスムーズにする「お尻たたき」は順番が大事

肩のうしろ側の硬さを解消したあとに行う「お尻たたき」。その効能は、骨盤のねじれを改善することで、同時に腰椎のねじれもとることにあります。

どういうことか？　実際に「お尻たたき」の手順とあわせて、紹介していきましょう。

最初に行ったねじれの診断で、**膝を倒した際に、右に倒すと（左側が）痛ければ右ねじれ、左に倒すと（右側が）痛ければ左ねじれ**だとお伝えしました。

右ねじれの方の場合、右を下にして横向きに寝ます。右足は軽く曲げて、その上に左足を乗せますが、左足は膝を曲げ、つま先は右足の膝の裏に沿わせます。

お尻の肉付きのいいところを手でたたきます。その際、平手をつくり斜め下方に向かって、パンッパンッと少し音が出るくらいの強さで20回たたきます。

これが終わったら、今度は左を下に横向きに寝て、同じようにお尻たたきを20回します。

あえて最初に悪い姿勢を、次に矯正したい姿勢をつくる

お尻たたきは、順番が大事です。

最初に悪いほうを下にしてたたいて、次に、反対側、本当にねじれを解消したい側のお尻たたきをすることによってねじれを改善していきます。

最初に、普段のねじれをつくっている姿勢を再現して、悪いほうから「お尻たたき」を行うのがポイントです。

右ねじれの人であれば、右を下にして横向きに寝ると、左の骨盤が前に出ますので、そういう普段のねじれ姿勢をあえてつくって、刺激を与えるのです。それから、反対側の本来矯正したいほう（左を下に、右の骨盤を前にした姿勢）に刺激を与えたほうが、効果があります。

順番は、悪いほうが先、矯正したいほうがあとというのが鉄則です。

なぜなら、人の体には、本来の状態に戻ろうとする復元力があります。最初に悪いほうに刺激を与えたほうが余計に、今度はよい状態に戻ろうとする復元力が働くのです。

腰椎ねじれタイプ その2

「お尻たたき」で下半身のねじれを改善

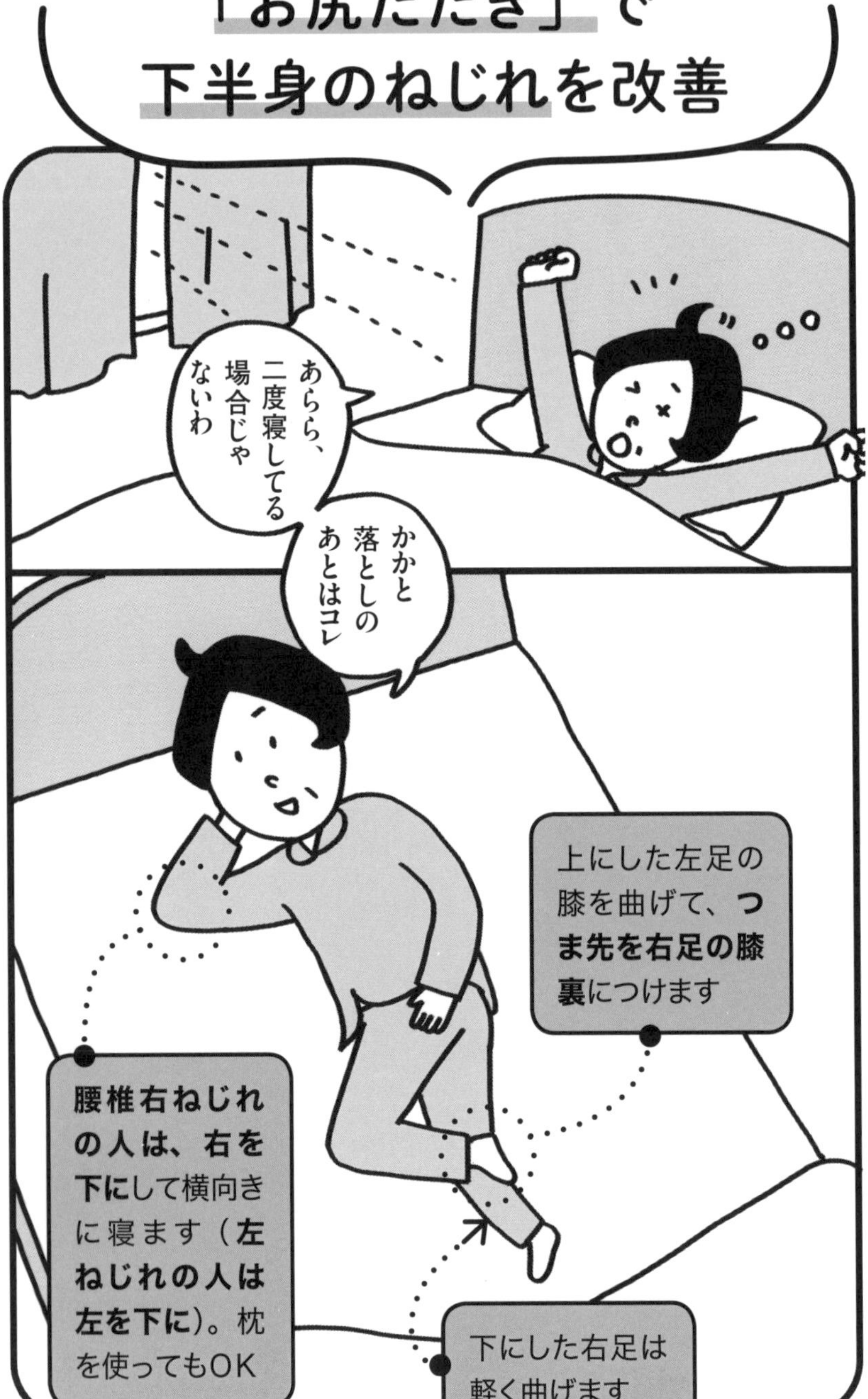
あらら、二度寝してる場合じゃないわ
かかと落としのあとはコレ
上にした左足の膝を曲げて、**つま先を右足の膝裏**につけます
腰椎右ねじれの人は、右を下にして横向きに寝ます（**左ねじれの人は左を下に**）。枕を使ってもOK
下にした右足は軽く曲げます

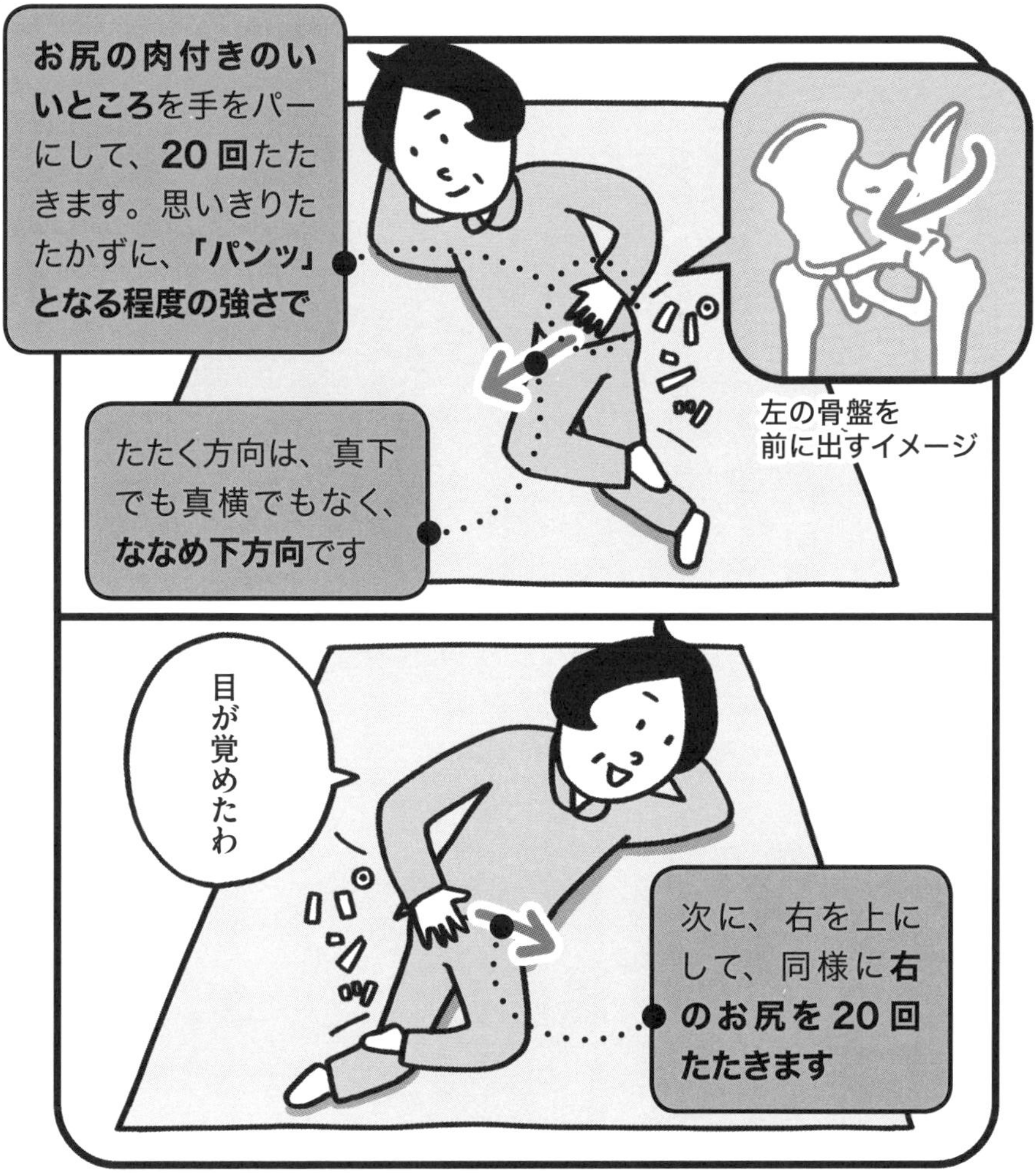
お尻の肉付きのいいところを手をパーにして、20回たたきます。思いきりたたかずに、「パンッ」となる程度の強さで
パンッ
左の骨盤を前に出すイメージ
たたく方向は、真下でも真横でもなく、ななめ下方向です
目が覚めたわ
パンッ
次に、右を上にして、同様に右のお尻を20回たたきます

ワンポイント！

矯正したい側をあと回しに

最初に普段のねじれ姿勢を再現して「右ねじれ→右側を下に」「左ねじれ→左側を下に」した姿勢で行います。「悪い姿勢→矯正したい姿勢」の順で行うのが大事。

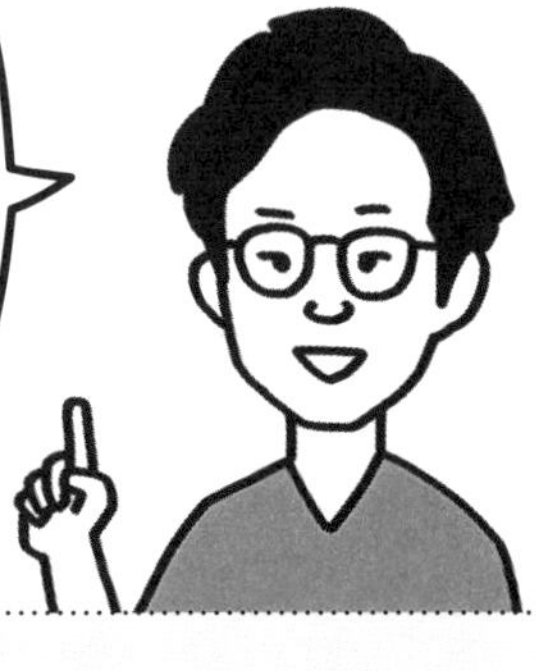

「お尻たたき」の手順と効能

普段の「骨盤のねじれ姿勢」（悪い姿勢）をあえてつくる

⬅

お尻をたたく振動が、骨盤の「仙腸関節」の関節包に伝わる

⬅

脳が「余計に骨盤がねじれる」と感知して、元に戻そうとする

⬅

骨盤のねじれを矯正したい方向に、お尻をたたく。お尻をたたく振動が、骨盤の「仙腸関節」の関節包に伝わる

⬅

骨盤のねじれが矯正される。同時に、腰椎のねじれもとれる

骨盤の「仙腸関節」

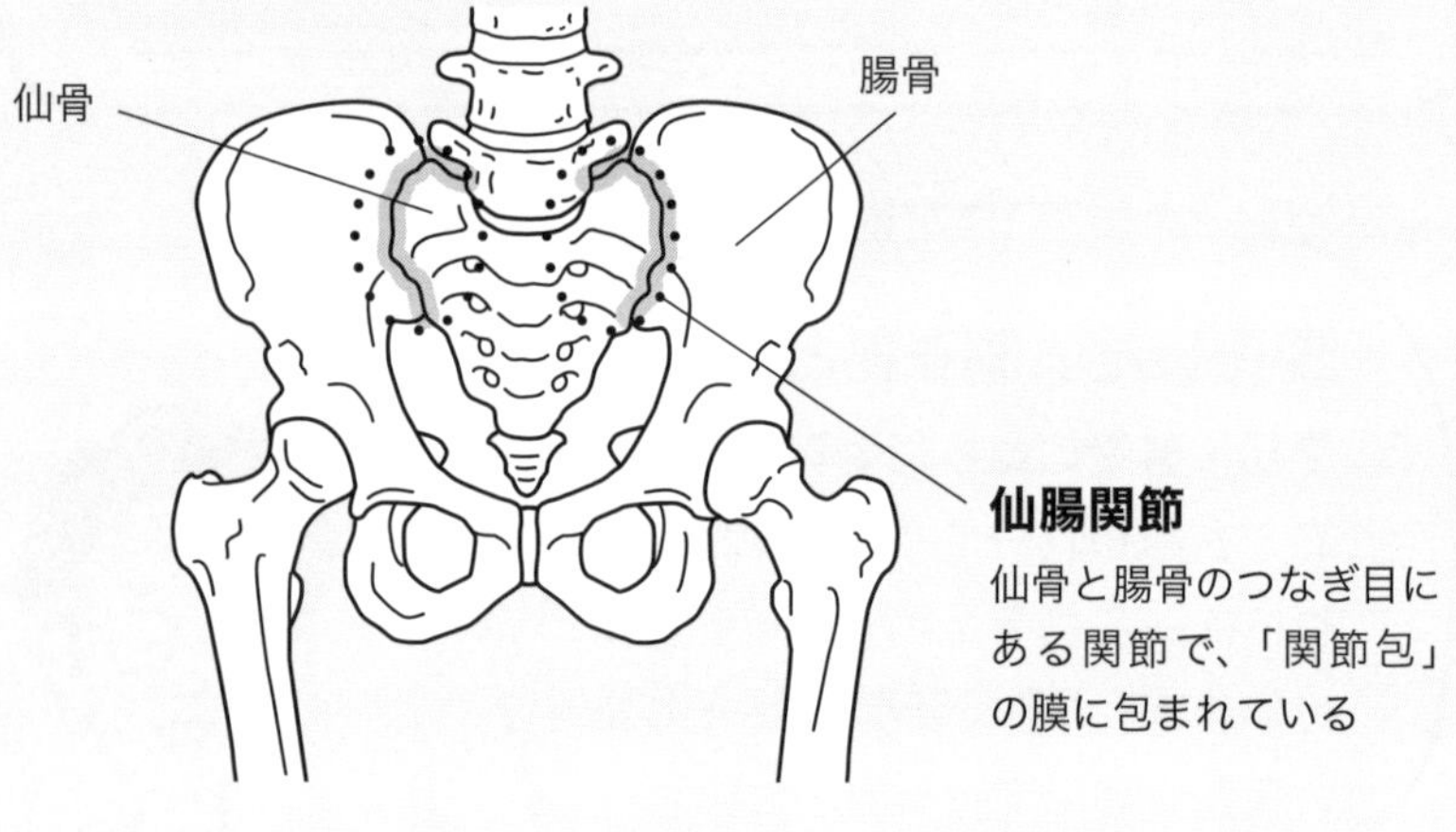
仙骨
腸骨
仙腸関節
仙骨と腸骨のつなぎ目にある関節で、「関節包」の膜に包まれている

たたく回数は20回、やさしい刺激でOK

腰野「お尻をたたく回数は、たった20回でいいんですか？　もっと強めにたたいて30回ぐらいやったら、効果も増すんじゃないでしょうか？」

天道「お尻たたきは、たたいた振動を関節のなかにある『関節包』に伝えることが重要なんです。簡単にいうと、関節包の働きがよくなることで動作時の痛みやシビレも改善されます。この関節包は1秒に1、2回の短時間のやさしい刺激に反応しやすいという特性があるので、強くたたかなくて大丈夫ですよ」

腰野「長く強く……よりも、短時間のやさしい刺激のほうが、むしろいいんですね」

天道「はい。**強くたたいたり、何十回もたたいたりしても、効果は期待できません。**20回ほどで、強くも弱くもないお尻たたきの振動が、ちょうどいい刺激になるのです」

腰野「わかりました。お尻たたきは、強くたたきすぎないようにします」

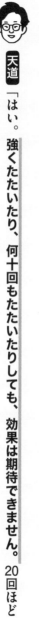

天道「お尻たたきの目的は、**骨盤にある仙腸関節の動きをよくすること**です。この関節が滑らかに動くようになると、前に出てしまった骨盤の位置も矯正されていきます。すると腰椎への負担が軽減し、腰痛や足のシビレが解消していきますよ」

伊丹「振動なら、マッサージ器で振動型というのがあるんだが、それはどうですか？」

腰野「ブルブルブル……って全身を振動させるのもありますよね」

天道「ありますね。ああいう**マッサージ器は単に全身をリラックスさせるだけで関節にピンポイントで刺激が入らない**んです。

念のため、おふたりに注意しておきたいんですが、グリグリ強く押すようなマッサージは受けないでくださいね。炎症を起こして、悪化するだけですよ」

改善後の予防に！座ってできる「かかと落とし」と「お尻たたき」

次に、腰椎ねじれタイプの脊柱管狭窄症が改善した人におすすめの「予防法」を紹介しましょう。座ってできる「かかと落とし」と「お尻たたき」です。この「座ってできる」シリーズは、仕事の合間や休憩時間に行うといいでしょう。

まずは、**座ってできる「かかと落とし」**から紹介しましょう。

太ももをつけて、膝が90度に曲がるように椅子に座ります。低すぎても、また足がつかない高い椅子でも、効果は期待できないので、自分に合う高さの椅子をご用意ください。

寝ながら行う「かかと落とし」（76ページ）と同様に、**ねじれと同じ側の足でかかと落とし**をします。腰椎右ねじれであれば右足、左ねじれであれば左足です。また、椅子に深く座ったときに左膝のほうが前に出る人は右ねじれ、右膝が出る人は左ねじれなので、**膝が出るほうとは逆の足でかかと落とし**をしましょう。

腰椎ねじれの予防に！
座って「かかと落とし」

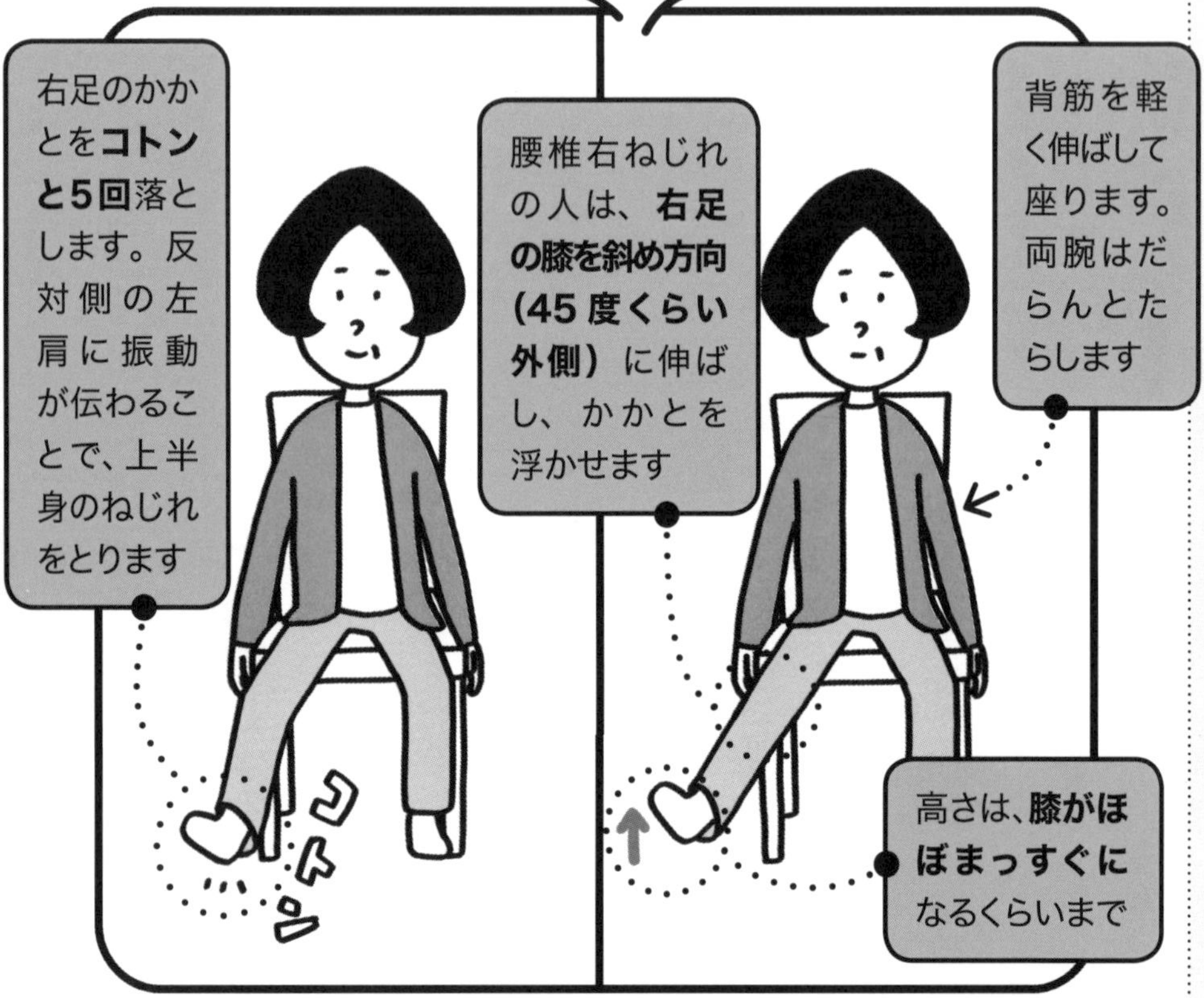
右足のかかとを**コトンと5回**落とします。反対側の左肩に振動が伝わることで、上半身のねじれをとります
コトン
腰椎右ねじれの人は、**右足の膝を斜め方向（45度くらい外側）**に伸ばし、かかとを浮かせます
背筋を軽く伸ばして座ります。両腕はだらんとたらします
高さは、**膝がほぼまっすぐに**なるくらいまで

ワンポイント！

左右の腕の長さがそろうか

最初、右ねじれの人は右腕のほうが長く、左ねじれの人は左腕のほうが長いものです。「かかと落とし」の前後で腕の長さを比べておくと、効果を実感できますよ。

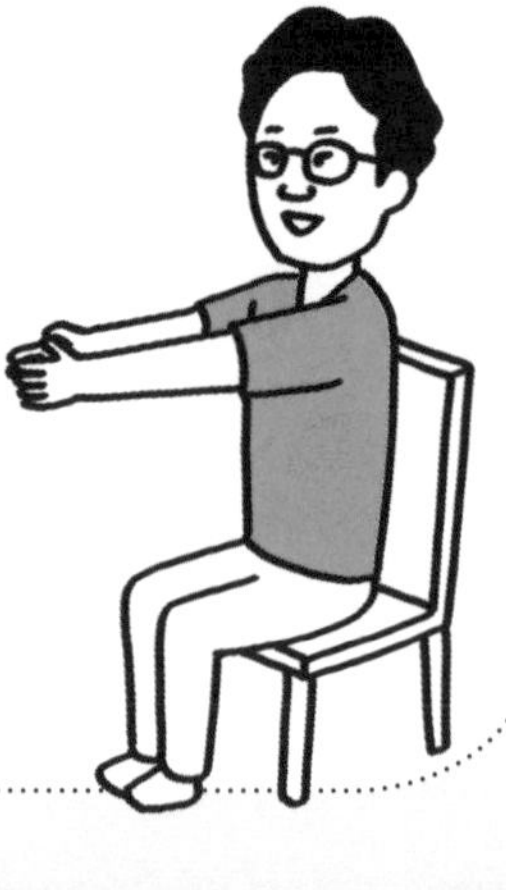

座ってできる「お尻たたき」はお尻をゆらすだけ

次に、座ってできる「お尻たたき」を紹介しましょう。こちらは、骨盤や腰椎の位置を矯正します。実際には、お尻はたたかずに「お尻ゆらし」をします。

⑴ 椅子に座ったら、どちらの膝が前に出ているかを確認し、前に出ているほうの足（右ねじれの人は左足、左ねじれの人は右足）を上にして組みます。下の足はまっすぐ下ろしておきます。手は組んで膝の上に乗せます。

⑵ 組んだ手で膝を持ち、上に組んだ足先の方向に10回ゆらします。ゆらすスピードは1秒間に1、2回程度です。次に、反対の足を上に組み、膝の上に手を組んで乗せ、組んだ足先の方向に10回ゆらします。

このお尻ゆらしは、**腰椎のねじれと骨盤の位置を矯正するストレッチ**です。

たとえば、**腰椎が右にねじれている**と、右肩が前、上半身は左にねじれ、骨盤は左が前に出て、座ったときに**左膝が右膝より前に出る**はずです。

この場合、左足を上に組んで最初に右（悪いほう）に揺らすことになりますが、それは、最初に悪いほうを先にすることにより、あとで正しいほうに戻りやすくするためです。

その次に、足を組んで左に揺らし、左側が前に出た骨盤の位置を矯正します。

骨盤や腰椎の位置を矯正する「お尻ゆらし」

右ねじれの人は左足、長いほうの足を上にして組みます
私は左足のほうを上にして足を組むのね
下の足先はまっすぐ前に
膝の上に、組んだ手を乗せます

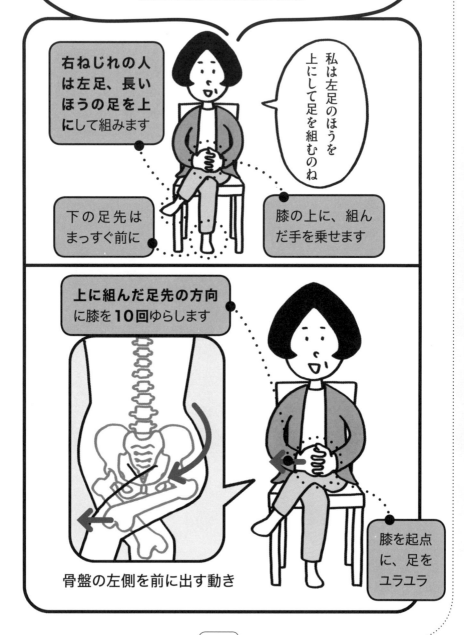

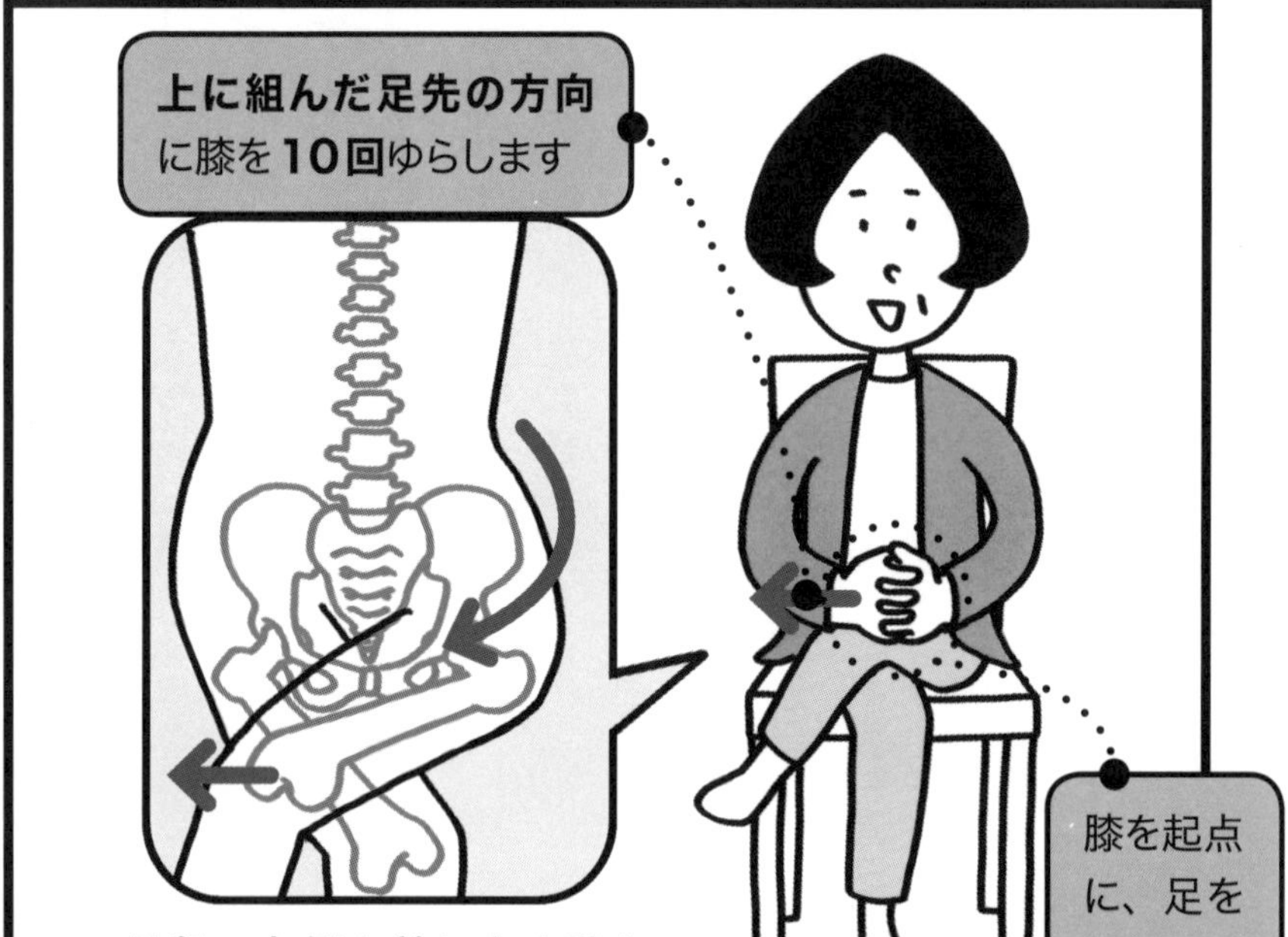
上に組んだ足先の方向に膝を10回ゆらします
膝を起点に、足をユラユラ
骨盤の左側を前に出す動き

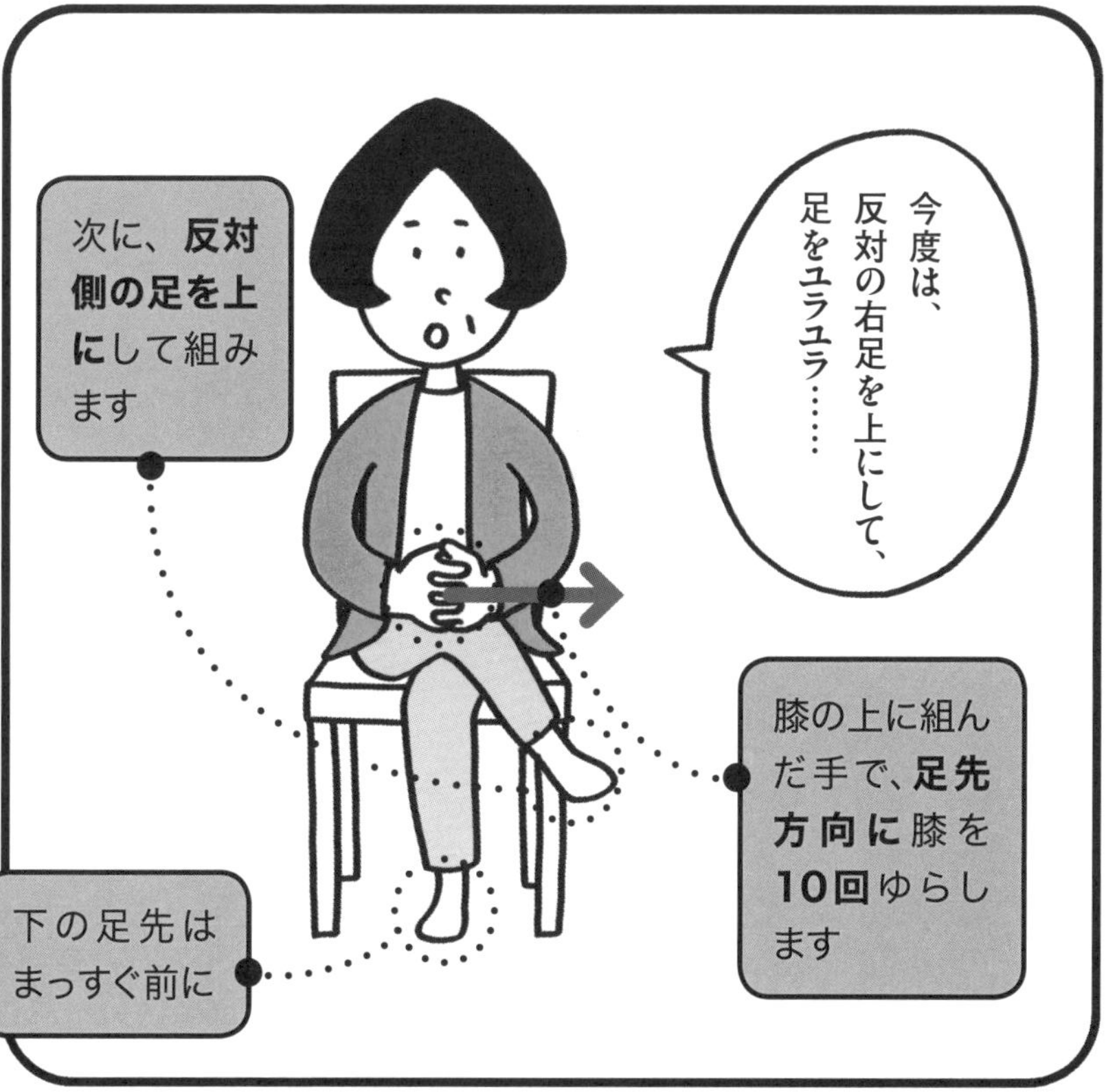
次に、反対側の足を上にして組みます
今度は、反対の右足を上にして、足をユラユラ……
膝の上に組んだ手で、足先方向に膝を10回ゆらします
下の足先はまっすぐ前に

ワンポイント！

悪い姿勢→矯正する姿勢へ

「右ねじれは左膝が前に」「左ねじれは右膝が前に」出ています。右ねじれの人は、左の骨盤や膝が前に出ていますので、最後に、右の骨盤を前に出す矯正をします。

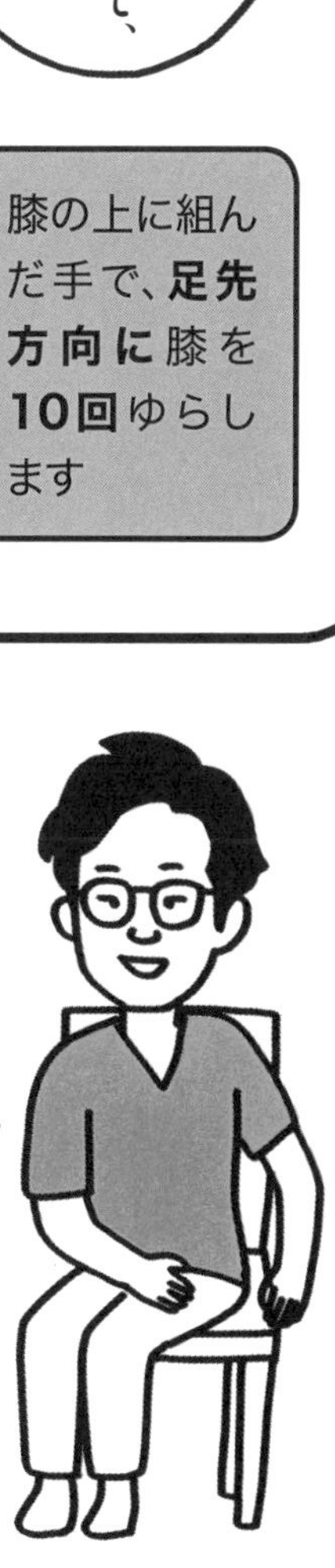

「本物」脊柱管狭窄症の人に実践してほしい4つのストレッチ

ここからは、本物の脊柱管狭窄症の症状で悩んでいる人に、症状を緩和するストレッチを解説していきます。「ニセ物」と同様、寝ながら治せるゆるいストレッチが3つと、これまたゆるいトレーニングがひとつの計4つです。

1 腸骨筋ほぐし
2 大腰筋ほぐし
3 股関節たたき
4 腸腰筋を働かせるトレーニング

これら4つを順番に行うことで、38ページでも紹介した**腸腰筋**（腸骨筋＋大腰筋）をゆるめて、働きをよくしていきます。

第1章では、長時間のデスクワークや運動不足で**腸腰筋が縮むと反り腰になり、こ**

の姿勢が脊柱管狭窄症を起こす原因のひとつになるとお話ししました。**腸腰筋をやわらかくすることは反り腰の改善に、ひいては脊柱管狭窄症の改善にも**なります。

腸腰筋は、腸骨筋と大腰筋からできている筋肉です。３つのストレッチは、硬くなった腸骨筋や大腰筋をゆるめるのに、ダイレクトに効果を発揮します。

このストレッチは順番が大事です。1～3の順番で行い、最後にトレーニングを行いましょう。ストレッチの順番には、理由があります。

腸骨筋は大腰筋より奥にあり、大腰筋がしっかり働けるための土台となっている筋肉です。そのため、**土台となる奥にある筋肉からやわらかくしていくために、まずは腸骨筋ストレッチから**始めるのです。

腸骨筋と大腰筋をゆるめ、股関節たたきを行い、さらに腸腰筋を十分に伸ばします。最後に、腸腰筋を働かせるトレーニングで仕上げましょう。

奥深く、凝り固まっている筋肉をほぐすのが目的

腸腰筋をほぐすストレッチも、かかと落としやお尻たたき同様に、強く引っ張るようなストレッチではありません。

「こんなので効果があるの？」というぐらいゆるいストレッチです。

みなさんがイメージするようなグイグイ引っ張るストレッチとは、かなり違います。**強いストレッチは、筋肉の表面ばかりを引っ張って、筋肉のなかで固まっている部分がほぐれません。**それどころか、筋肉にも関節にも負担をかけてしまいかねないのです。

マッサージも同じで、筋肉の外側から刺激を与えるだけです。すると一時的にはコリがとれたような気がしますが、根本的なコリの解消にはなっていません。ですから、あまり効果的と言えないでしょう。

ここで紹介するストレッチは、**筋肉に軽い刺激を与えて、硬くなった筋線維**

筋肉のなかの「筋線維」とは？

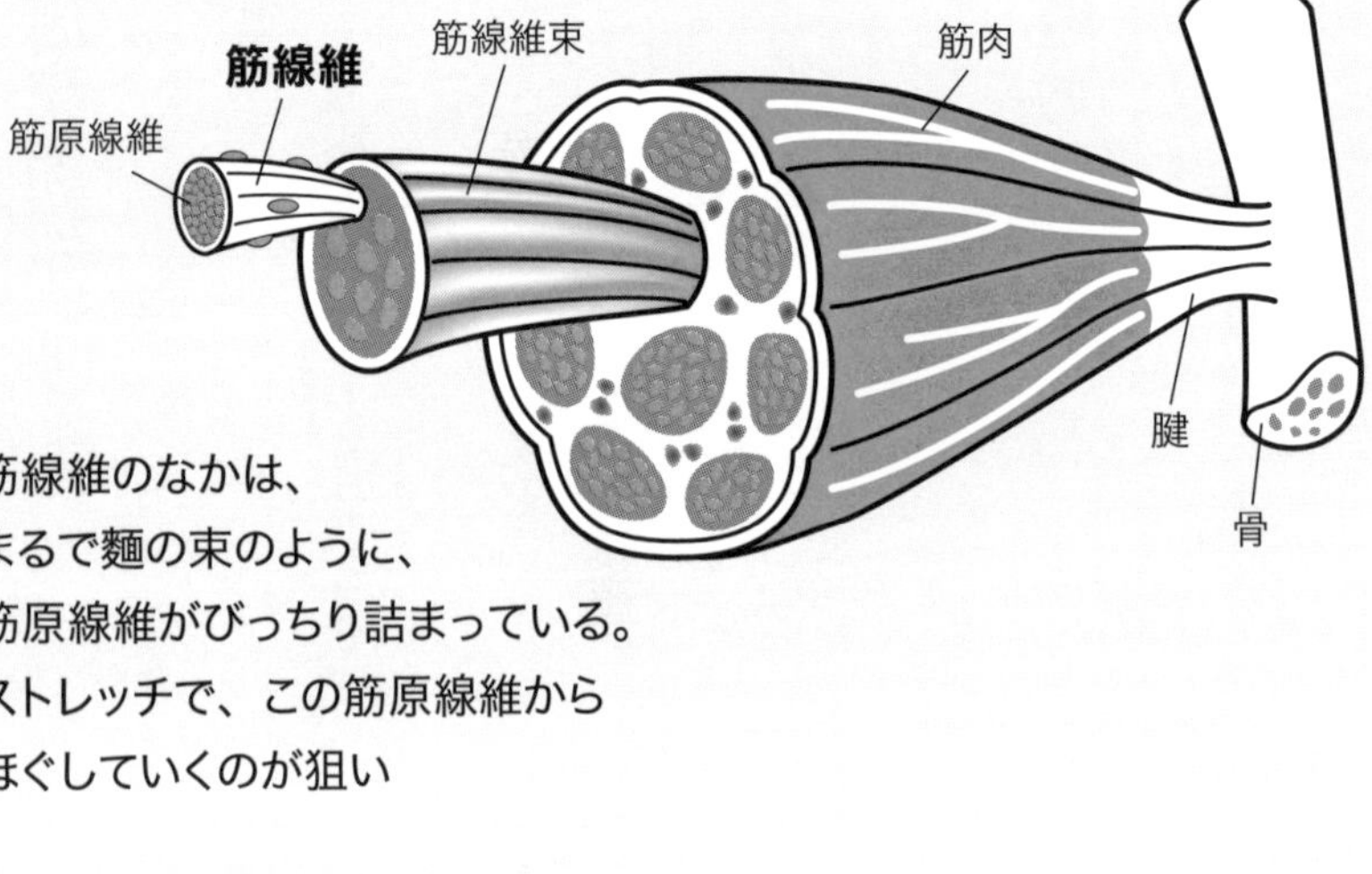

筋線維のなかは、
まるで麺の束のように、
筋原線維がびっちり詰まっている。
ストレッチで、この筋原線維から
ほぐしていくのが狙い

をバラバラにほぐしていくものです。

筋肉は、線維状の細胞線維「筋線維」が集まってできています。この線維同士が縮んで絡まり、固まると筋肉は硬くなり、伸縮性が減少して、うまく働かなくなります。

この状態を改善するには、縮もうとする筋肉を伸ばす動きを採り入れたストレッチが効果的なのです。

ピンポイントに筋肉に刺激を与えるゆるストレッチ

たとえば、ダンベルを持ち上げて、ゆっくりと下ろしていくと、ダンベルの重さを支えようと筋肉は縮もうとしますが、腕を下ろす動作で引き伸ばされていきます。

縮む動作と伸びる動き。この2つの異なる動作が、絡み合っている筋線維をバラバラとほぐし、コリが解消していきます。

伸ばすだけのストレッチでは、筋肉は絡み合ったままでコリはほぐれません。

腸骨筋ほぐしも、大腰筋ほぐしも、股関節たたきも、ピンポイントでその筋肉に刺激を与えることを目的としています。どちらも、膝や足の上げ下ろしなど、ちょっとした刺激で筋線維がほどけてやわらかくなるストレッチです。

「腸骨筋ほぐし」で腸腰筋の土台の筋肉をゆるめる

腸腰筋は、腸骨筋と大腰筋でできています。最初に腸骨筋をゆるめるストレッチから始めます。

伊丹「腸腰筋が腸骨筋と大腰筋でできているなら、両方をまとめて伸ばすストレッチをしたほうが簡単なんじゃないですか？」

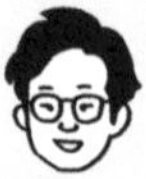

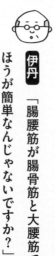

天道「それでは効果があまりないんです。筋肉というのは、隣り合った筋肉が重なったり、くっついていたりしています。腸腰筋は腸骨筋と大腰筋が重なっています。

ざっくりとひとまとめにストレッチするより、**ひとつずつゆるめていくほうが筋肉同士、重なったところが滑らかに動く**ようになるんです。では、まずゆるめるべきなのは、**より奥にある腸骨筋**からなんですね」

「腸骨筋ほぐし」の手順

横になって、どちらかの片膝を抱えます。次に反対の膝を抱え、伸ばした足の太ももの
どちらが床から浮くかを調べます。腸骨筋が硬くなっていると、太ももの裏が床から離れることが多いのです。

(1) 浮いたほうの足をまっすぐに伸ばし、つま先を上に向けます。
反対側の足は膝を立てておきます。

(2) 骨盤を触ると、横にでっぱりのようなものがあるのがわかります。
これを「上前腸骨棘《じょうぜんちょうこつきょく》」と言います。

(3) その10㎝ほど下から指で筋肉を引き上げるようになぞり、
出っ張りを下から上へ、引き上げます。

(4) 上前腸骨棘を引き上げた姿勢で、かかとは床に着けたまま、
膝を2～3㎝ほど上げ、5秒間キープ。

(1)～(4)を5回繰り返します。

次に反対側の足にも行います。ストレッチをしているときは息を止めないようにしましょう。

神経圧迫シビレタイプ その1

「腸骨筋ほぐし」で深層の筋肉からほぐす

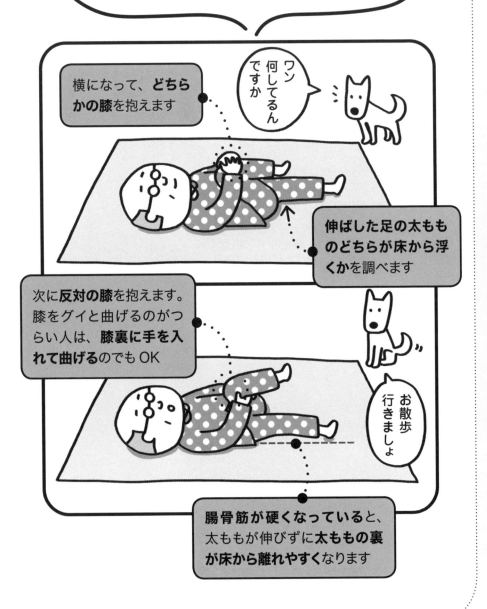

横になって、**どちらかの膝**を抱えます
ワン 何してるん ですか
伸ばした足の太もものどちらが床から浮くかを調べます
次に**反対の膝**を抱えます。膝をグイと曲げるのがつらい人は、**膝裏に手を入れて曲げる**のでもOK
お散歩 行きましょ
腸骨筋が硬くなっていると、太ももが伸びずに**太ももの裏が床から離れやすく**なります

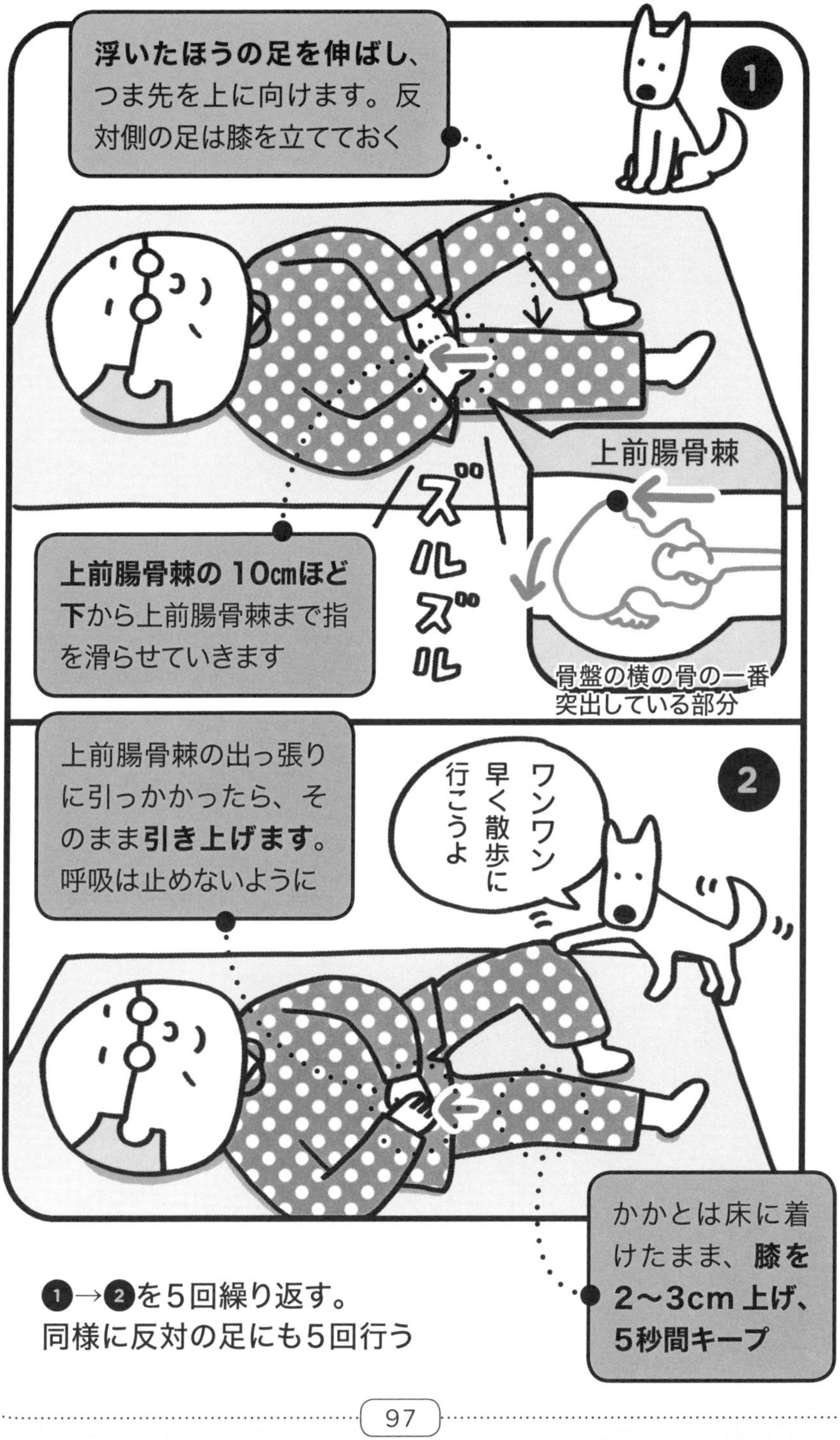
1
浮いたほうの足を伸ばし、つま先を上に向けます。反対側の足は膝を立てておく
ズルズル
上前腸骨棘
骨盤の横の骨の一番突出している部分
上前腸骨棘の 10㎝ほど下から上前腸骨棘まで指を滑らせていきます
2
ワンワン 早く散歩に 行こうよ
上前腸骨棘の出っ張りに引っかかったら、そのまま**引き上げます。**呼吸は止めないように
かかとは床に着けたまま、**膝を2〜3cm 上げ、5秒間キープ**

❶→❷を5回繰り返す。
同様に反対の足にも5回行う

左右の「腸骨筋ほぐし」が終わったら、最初に行った横になって膝を抱える動作をして、太ももの裏と床の距離が短くなくなったか、確認しましょう。

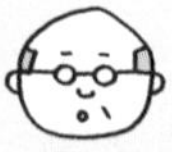

伊丹「簡単すぎるストレッチですけど、本当に腸骨筋まで効いているんですか？」

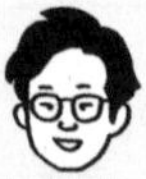

天道「なぜ、効果があるかをご説明しましょう。

腸骨筋は、骨盤と大腿骨をつないでいる筋肉です。膝を持ち上げようとすると**骨盤を引っ張って前に**出ようとします。ところが、指で骨盤の出っ張り『上前腸骨棘』を押さえているので、**骨盤はうしろに**傾こうとします。

腸骨筋が縮んで前に倒れようとするところに、うしろに傾こうとする力も働くのです。それがストレッチになり、固まった筋線維をバラバラにほぐしていくのです」

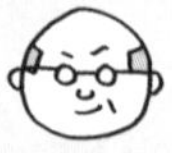

伊丹「なるほど。これなら簡単だし、毎日続けられそうです」

90度の角度と5秒かけて効果的に行う「大腰筋ほぐし」

次に、「大腰筋ほぐし」を行います。こちらも「腸骨筋ほぐし」と同様に膝を曲げたときに、伸ばした側の太ももが床から浮くほうの足から行います（96ページのやり方でどちらの足の太ももが床から浮くかを調べます）。次に反対側の足を行います。

ここでは、右足の太ももが床から浮いているとします。

⑴左の膝を胸に引き寄せます。この時点で右の大腰筋は少し伸びています。
⑵右の足を股関節が90度の角度になるまで上げ、膝を90度に曲げます。
⑶⑵の姿勢から5秒かけて、右足を伸ばしながら下ろしていきます。
⑷かかとを床に着けて力を抜いて、また同じ動作を行います。
⑴～⑷を5回ずつ、両方の足に行います。

左足の太ももが浮いている人は、右の膝を胸に引き寄せ、左の足をダンベル代わりに上げて下ろしていきます。

神経圧迫シビレタイプ その2

足の重みをダンベル代わりに「大腰筋ほぐし」

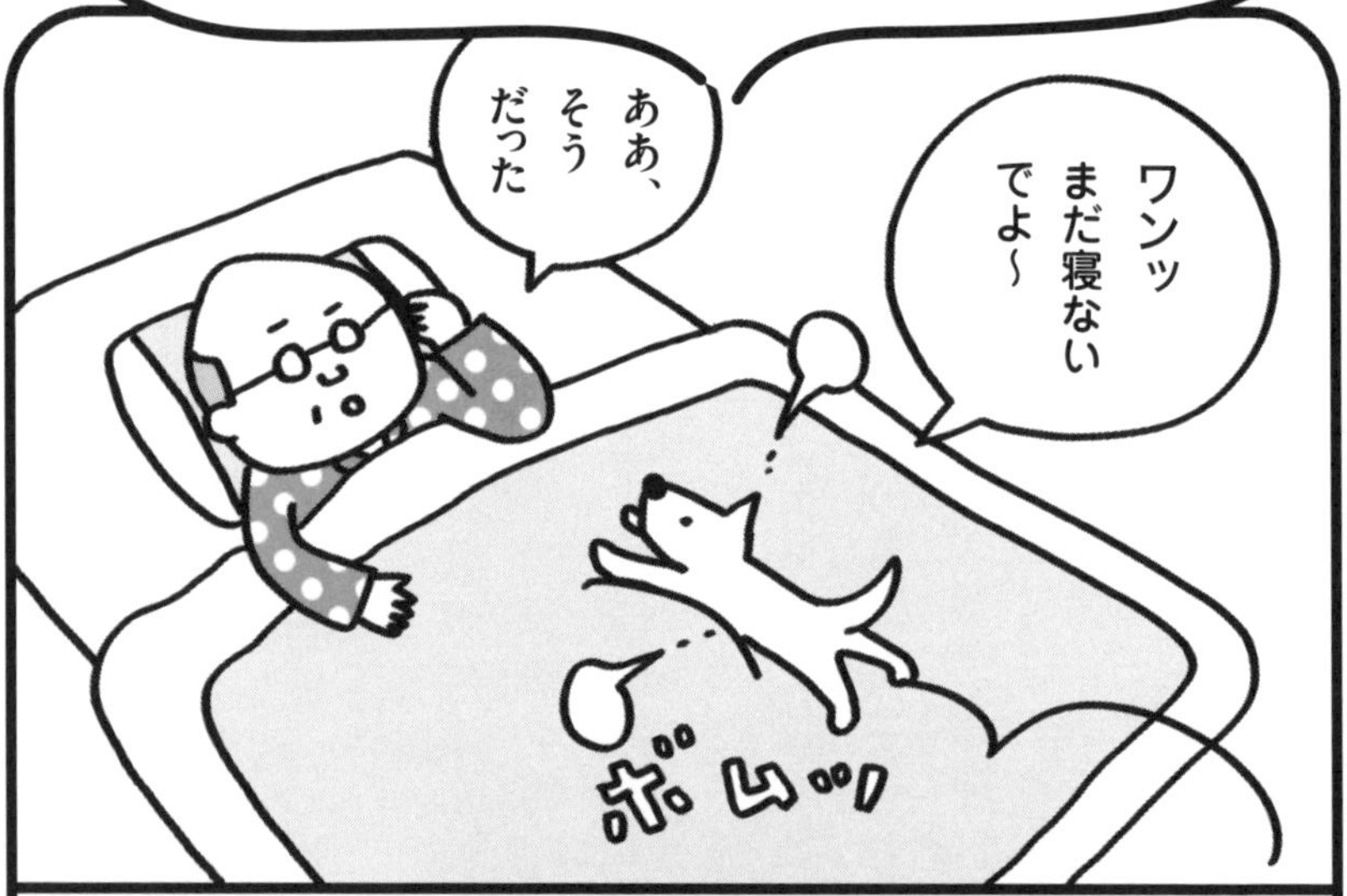
ああ、そうだった
ワンッ まだ寝ないでよ〜
ボムッ

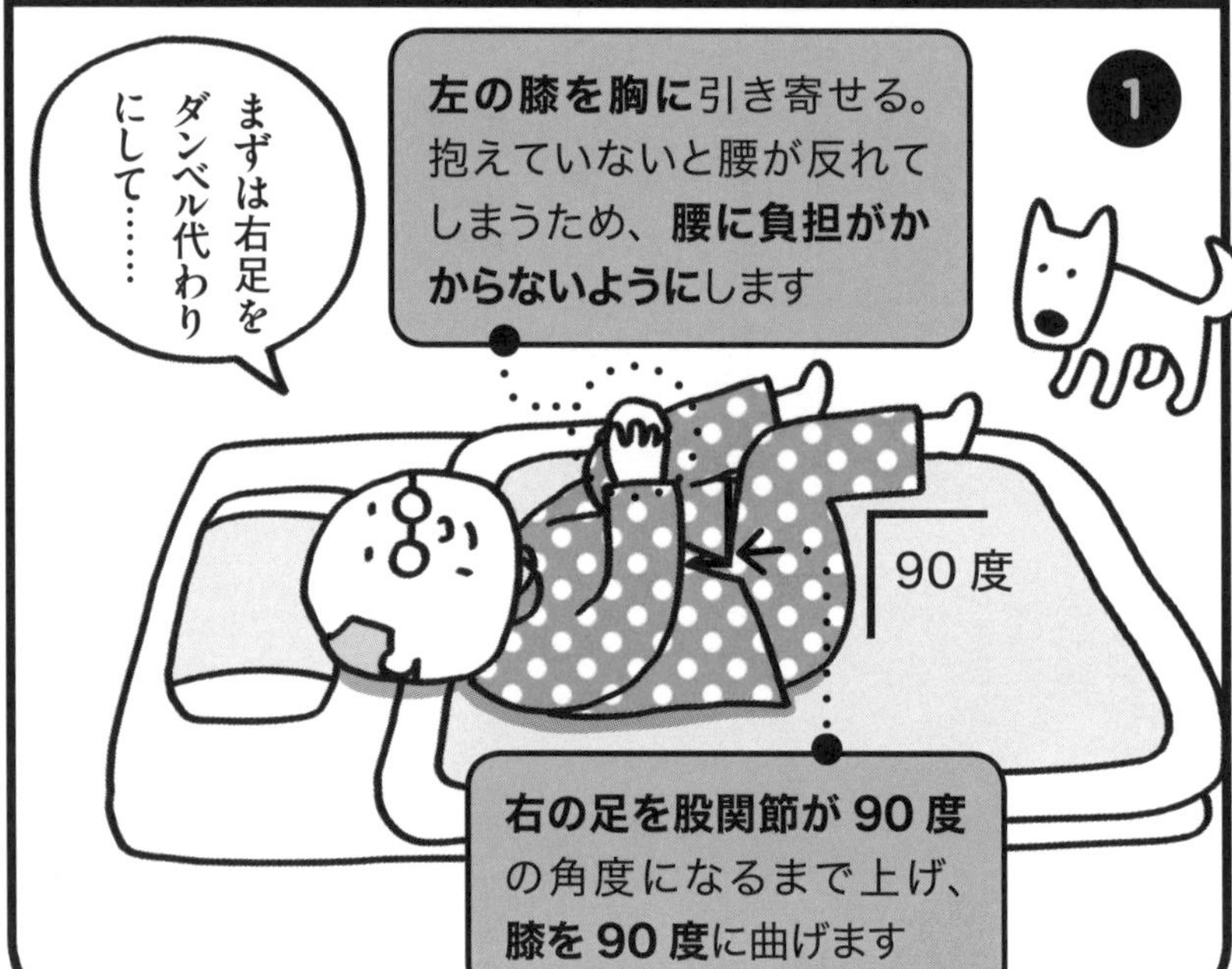
まずは右足をダンベル代わりにして……
1
左の膝を胸に引き寄せる。抱えていないと腰が反れてしまうため、**腰に負担がかからないように**します
90度
右の足を股関節が90度の角度になるまで上げ、**膝を90度**に曲げます

❷
5秒かけて、右足を伸ばしながら下ろしていく
着地時に、下ろす足の膝が伸びきらない人は**曲がっていてもOK**
今度は右足を抱えます。膝をグイと曲げるのがつらい人は、**膝裏に手を入れて曲げる**のでもOK
何やってるの?
左足を90度曲げて、5秒かけて伸ばす動作❶❷を**5回**行う

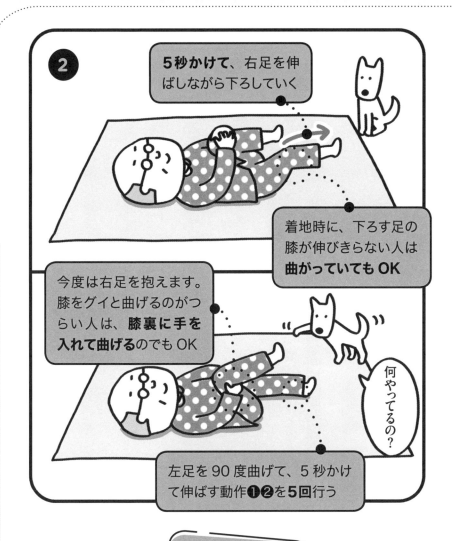

ワンポイント!

90度と5秒でよ〜くほぐす

大腰筋が働いて、股関節と膝の90度をキープ。さらに5秒かけて足を下ろすことで、大腰筋の筋線維がバラバラにほぐれます。90度と5秒はオイシイ角度と時間です!

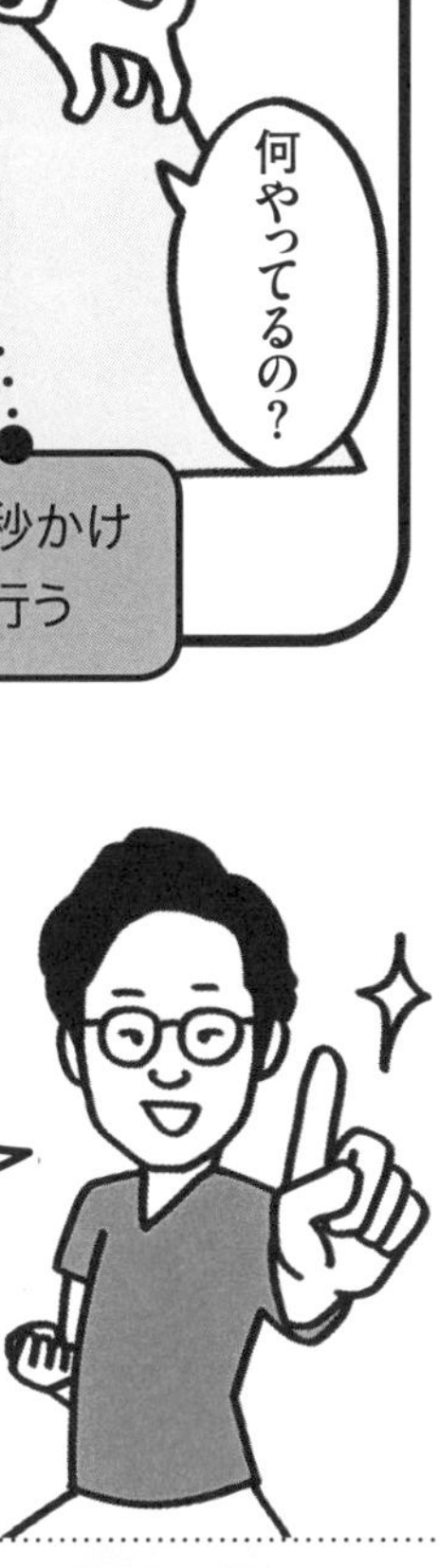

90度の角度と5秒かけて行うことが効果的

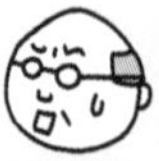

伊丹「足を伸ばすとき、痛みが出て伸ばしきれない場合……どうすればいいんでしょうか？」

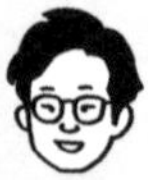

天道「股関節が硬くなって伸ばしきれないという人は無理をしないでください。伸ばせるところまででけっこうです。それから、足を上げて膝を曲げるのがつらい人は、膝の裏に手を入れて、曲げてみてください」

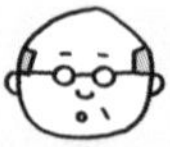

伊丹「なぜ、このストレッチが効くんですか？」

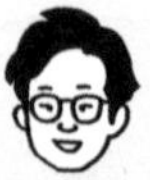

天道「前に、ダンベルを持ち上げて下ろす動作は、縮もうとする筋肉を伸ばすストレッチになるとお話ししました。それと同じです。**自分の足の重みがダンベルに**なるわけです。ですから、大腰筋の筋線維がほどけてゆるむんです」

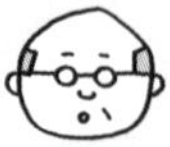

伊丹「足を下ろすとき、お腹に力を入れたり、5秒よりもっとゆっくり下ろして、床に着く前にまた持ち上げたら、もっと筋肉に負荷がかかって、鍛えられるんじゃないですか？」

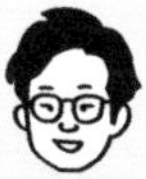

天道「ダメダメ。この動きは筋トレではありません。筋肉をつけたいと思って、きつい動きをして、腰を痛める人が多いんです。ですから、足を下ろしたら必ず、床に着けて脱力してください。

ここでは大腰筋を無理せず、しっかりとほぐすことが目的なんです。それには90度に曲げて5秒で下ろすのが一番効果的な角度と時間です。これも守ってくださいね」

神経圧迫シビレタイプ向けのストレッチとして、「腸骨筋ほぐし」「大腰筋ほぐし」を紹介しました。

このストレッチについては、検査で左右の膝の曲がりやすさを調べて、左右の硬い側（太ももが浮く側）から、「腸骨筋ほぐし➡大腰筋ほぐし」と通しで行ってもけっこうです。

その場合は、次のような手順になります。

(1) 片膝を曲げたときに、反対の伸ばした右の太もものほうが浮く場合には、右足で通しで「腸骨筋ほぐし➡大腰筋ほぐし」と行います。

(2) もう一度、膝を曲げる検査をして、股関節の曲げやすさ、太ももの浮き具合を確認（前より改善しているはず）。反対側の左足でも同様に行います。

腸骨筋と大腰筋をあわせて「腸腰筋」をほぐすのに、股関節をたたいてやわらかくするやり方もあります。腎臓をやわらかくして大腰筋や腰方形筋をゆるめるストレッチです。

「股関節たたき」で腎臓から大腰筋をゆるめる

伊丹　**「えっ大腰筋と腎臓ってどんな関係が？　それに腰方形筋というのも初めて聞きました」**

そんな疑問が浮かぶかもしれませんね。

腰方形筋は、腰椎の左右に付着して、腰椎を両方から支えています。この筋肉のおかげで姿勢を支え、伸縮して体を横に曲げたり、うしろに反らしたりする運動ができます。たとえば、常に右に体を曲げているよう

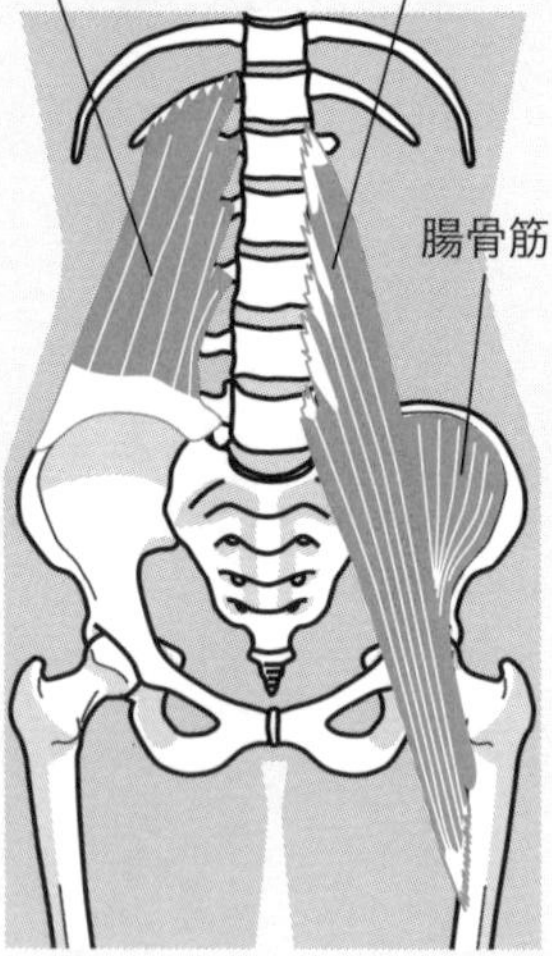

な姿勢や、反り腰などでどちらか一方に負担がかかり、硬くなるとバランスが崩れ、腰痛の原因にもなります。

そこで、大腰筋と同じように、この筋肉もゆるめておく必要があるのです。

実は、**腎臓の奥に大腰筋があり、腎臓と大腰筋は筋膜でつながっています。**

飲酒や過労、寝不足で腎臓に疲れが溜まると腎臓は硬くなり、正常な位置より下がってしまうことがあります（老化により内臓が下がると下腹だけがポッコリと出てしまうことも）。そうなると腎臓が大腰筋を引っ張り、大腰筋のコリにつながり硬くなります。そして大腰筋の裏側に腰方形筋があるので、腰方形筋にも負担がかかりコリになるのです。

そこで股関節をたたき、振動による刺激を与え、腎臓とその周囲の筋膜をゆるめ、さらに大腰筋もゆるめていきます。

「股関節たたき」の手順

横になったら、おへそと骨盤の出っ張り（上前腸骨筋棘）を結んだ、真ん中あたりを左右、押さえてみましょう。硬くなっていたり、痛みがあったりしたら、大腰筋と腎臓が硬くなっているサインと考えられます。

(1) 足を伸ばし、右足は体の中心になるように伸ばします。

(2) 右の足首の上に左足の足首を乗せます。すると、右太ももの外側が引っ張られている感じになります。

(3) (2)の姿勢で右側をたたきます。狙うのは「大腿筋膜張筋《だいたいきんまくちょうきん》」という筋肉。この筋肉は太ももの外側、ズボンのポケットのあたりにあります。伸ばした足をブラブラ振るとポコッと動く骨のあたりと、上前腸骨筋棘の間です。ここをたたきます。

(4) たたく手は軽く握り、1秒間に2回ほどの速さで80回を目安にたたきます。たたいた振動を腎臓に伝え、腎臓と大腰筋をゆるめていくので、痛くなるほど強くたたく必要はありません。

たたく筋肉の「大腿筋膜張筋」の場所がもしわからなくても、大丈夫です。**太ももの外側で、手が当たる場所をたたけばちゃんと効きます。**たたき終わったら、最初に押して硬さや痛みを感じた部位を再度、押してみます。すると、右側をたたいたのに左側もやわらかくなっているのがわかるはずです。**たたくのは右側だけでOK**です。たたいた振動は右から左にも伝わります。

神経圧迫シビレタイプ その3

「股関節たたき」で腎臓に振動を与え大腰筋をゆるめる

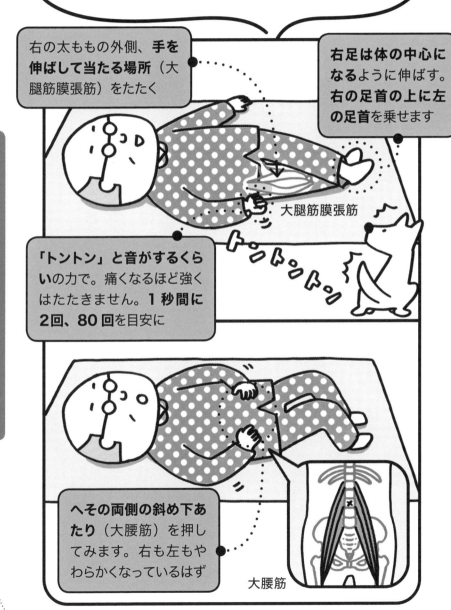

右の太ももの外側、**手を伸ばして当たる場所**（大腿筋膜張筋）をたたく

右足は体の中心になるように伸ばす。**右の足首の上に左の足首**を乗せます

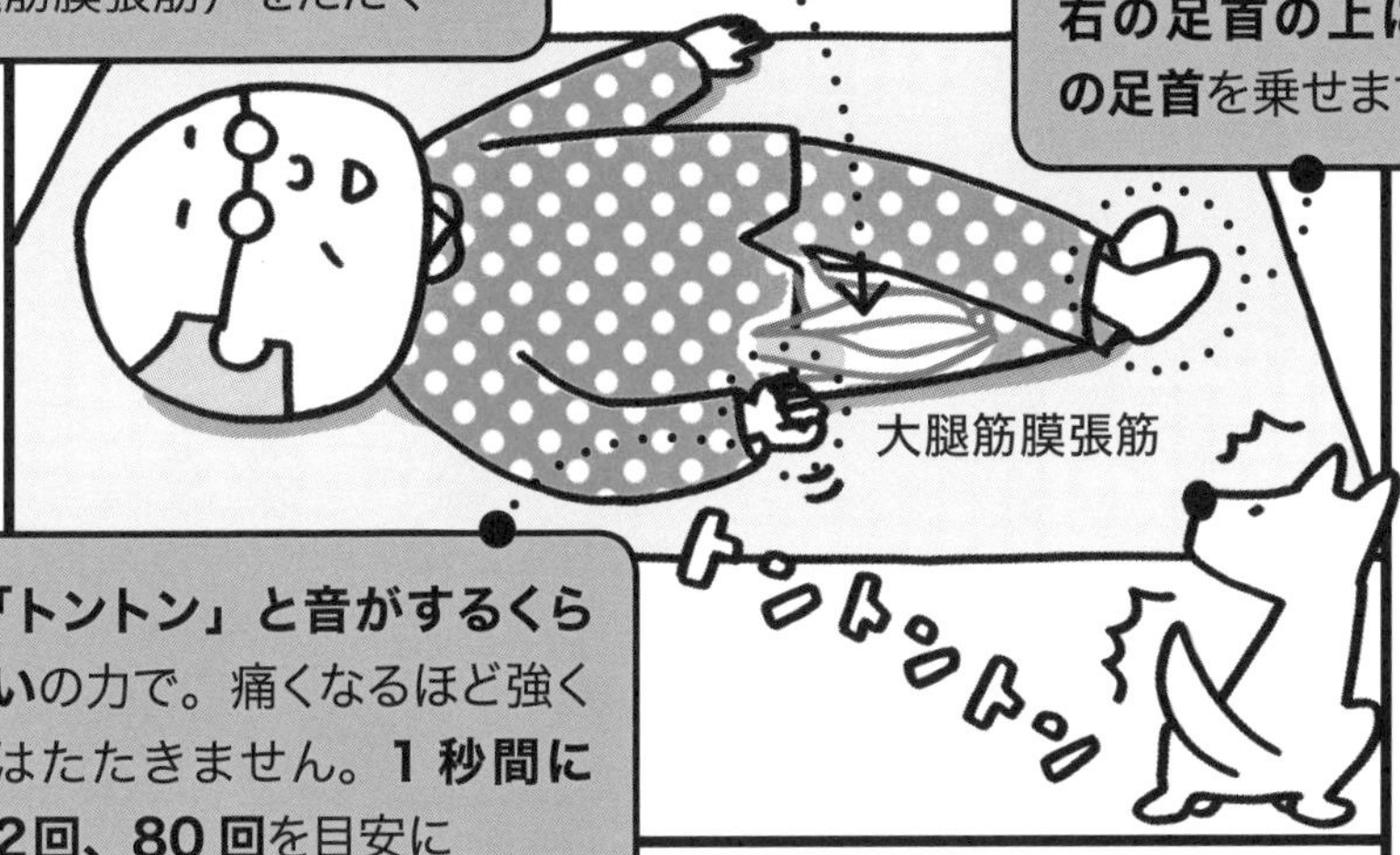

「トントン」と音がするくらいの力で。痛くなるほど強くはたたきません。**1秒間に2回、80回**を目安に

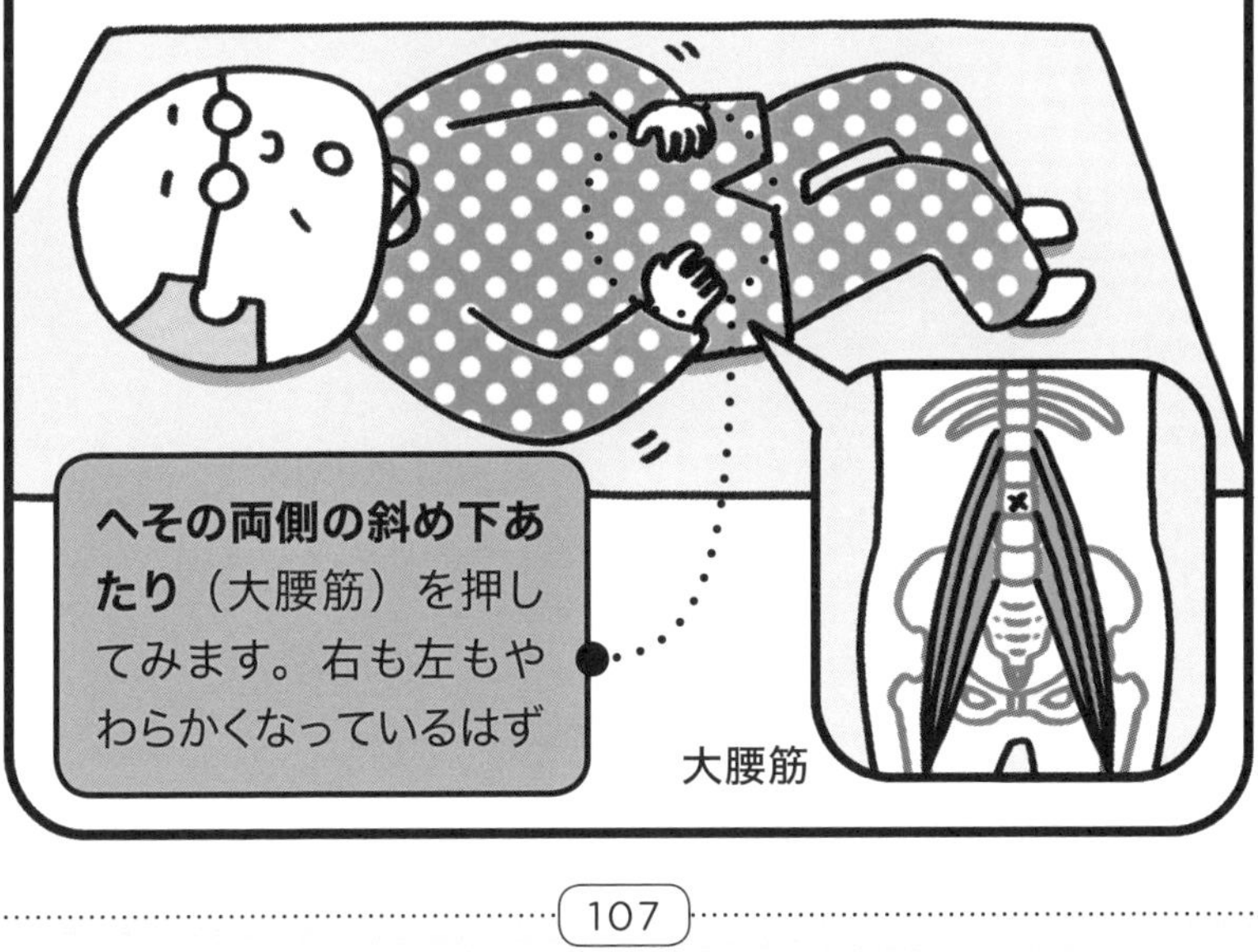

へその両側の斜め下あたり（大腰筋）を押してみます。右も左もやわらかくなっているはず

伊丹「振動を腎臓に伝えるのが目的だったら、太ももならどこでもいいんじゃないですか？」

天道「それが、そうはいかないんですよ。**大腿筋膜張筋は歩行をサポートする筋肉**なんですが、その名前からわかるように、**『筋肉を包んでいる膜』**なんです。ただし実際には、筋肉だけを包んでいるわけではなく、骨や神経、血管、それぞれの臓器と臓器の間にも筋膜と同じような組織があり、広く含めて『ファシア（Facsia）』と呼ばれています。

鶏肉をさばくと全身を覆うように白い膜がありますが、その膜がファシアです」

伊丹「鶏肉にもある白い膜が、人間にもあるわけですね」

天道「そうです。ファシアは、全身の筋肉や臓器を包んでいる膜でボディスーツのようにつながっています。

大腿筋膜張筋は、ファシアの隙間に存在する膜状の筋肉です。筋肉も臓器もファシアでつながっていますから、**大腿筋膜張筋をたたいて刺激を与えると、それが全身に伝わっていくん**です。とりわけ腎臓が近くにあり、振動が伝わりやすい臓器です。これが大腿筋膜張筋を狙ってたたく理由です」

伊丹「右をたたいたら、次に左をたたくんですか？」

天道「**右だけで大丈夫**です。振動が右から左に伝わっていくからです。それに体の右側には肝臓があって、そのために腎臓は右のほうが少し下がっています。肝臓は大きな内臓ですから、右側のほうが左側より比重が大きいし振動を響かせやすい。ですから、右側をたたくと効率よく振動が左右の腎臓に伝わっていくんです」

伊丹「肝臓にも振動が伝わるんですか？」

天道「はい。体全体に伝わります」

伊丹「すると、ちょっと飲みすぎたとき、肝臓が弱ってるときにも効くのかな？」

天道「肝臓の働きをよくする効果も期待できますよ」

腎臓が疲労しているかを調べるツボ

オマケで、腎臓が疲労しているかどうかを簡単に調べられるツボがあるので、紹介しましょう。

左足の人差し指と中指の間です。このツボを指で押して、**痛みのある人は腎臓が疲れている**と言えます。

股関節たたきの前後に押すと痛みに変化が見られると思います。

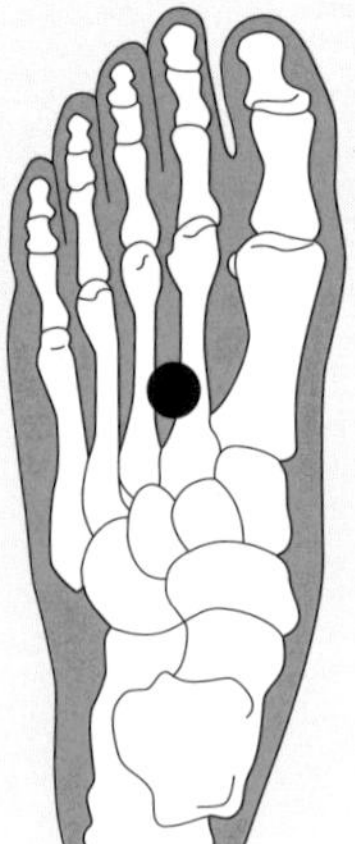

押し方

股関節たたきをする前に、親指を立ててぐっと押してみます。痛みがなければ腎臓に問題はないので股関節たたきはしなくても大丈夫です。

痛みがあれば、股関節たたきをしてみましょう。その後、押してください。

どうでしょう。股関節たたきをする前より、押した痛みが減っているのではないでしょうか？　股関節たたきで腎臓がやわらかくなると血流がよくなり、疲労が緩和します。そこでツボの痛みも減じるというわけです。

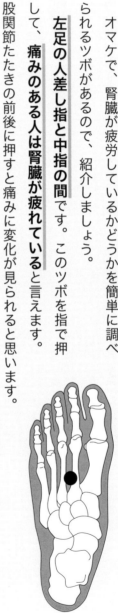

ほぐした仕上げに行いたい「腸腰筋」を働かせるトレーニング

腸腰筋をゆるめたあとの仕上げとして、このトレーニングを行いましょう。

特に運動不足でデスクワークなどで座っている時間が長い人は、お試しください。

長時間、椅子に座っていると、知らず知らずのうちに背中が丸まり、腸腰筋を使わない姿勢になってしまうことが多いからです。

腸腰筋が働いている姿勢とは、横から見て背筋が伸び、しっかりと骨盤が立っている状態です。ところが、時間が経つとだんだん姿勢が悪くなり、背中が丸まってくるものです。この姿勢では骨盤がうしろに倒れて、腸腰筋が働いていません。すると、どんどん腸腰筋は硬くなり、伸びたり、縮んだりの動作がスムーズにできなくなります。

腸腰筋が働いていない背中が丸まった姿勢から立ち上がると、股関節の前が縮んで伸びないので、腰でグイと無理に体を反らせて立ち上がってしまいます。これが「反り腰」の原因になり、反り腰が脊柱管を狭くしてしまうのです。

無理に姿勢を伸ばして反り腰になる理由

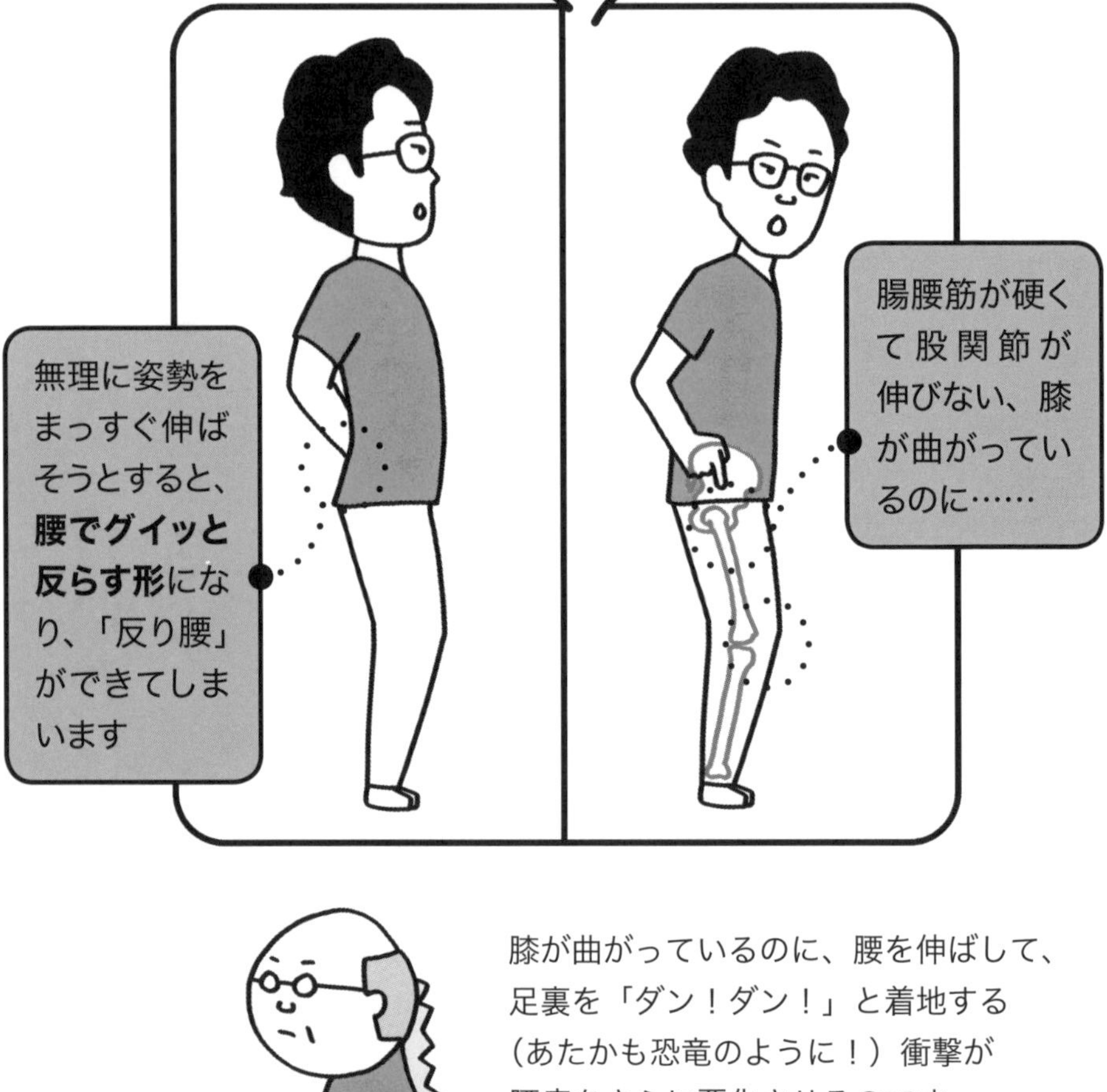

無理に姿勢をまっすぐ伸ばそうとすると、**腰でグイッと反らす形**になり、「反り腰」ができてしまいます
腸腰筋が硬くて股関節が伸びない、膝が曲がっているのに……

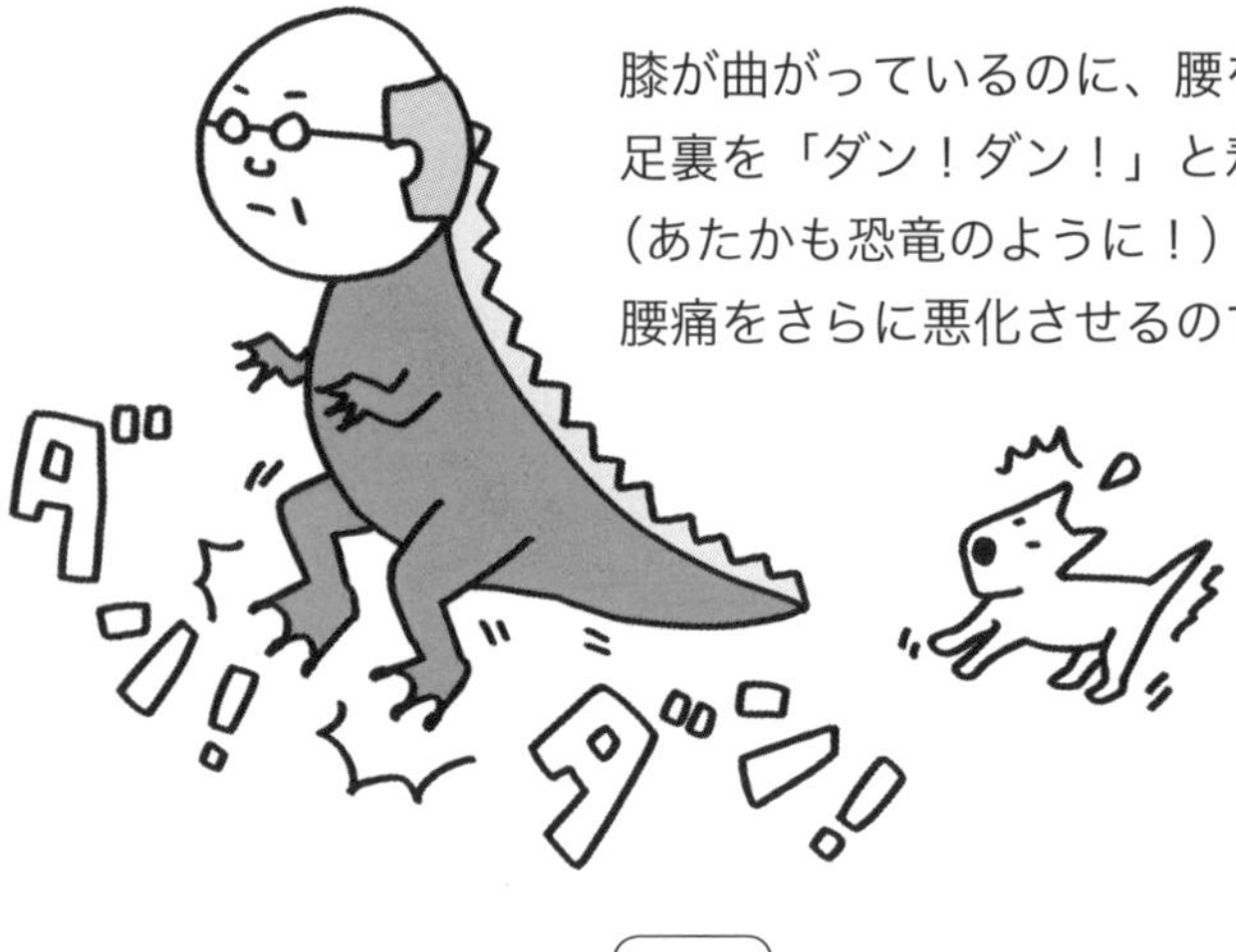

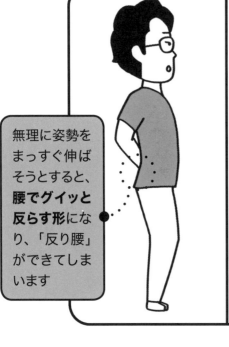

ダッ！
ダン！

膝が曲がっているのに、腰を伸ばして、足裏を「ダン！ダン！」と着地する（あたかも恐竜のように！）衝撃が腰痛をさらに悪化させるのです

せっかく、ストレッチで腸腰筋をほぐしても、長時間のデスクワークや運動不足で腸腰筋がうまく働かず縮んだままでは、反り腰になってしまいかねません。

これから紹介するトレーニングは、**腸腰筋を鍛えるのではなく、うまく働かせるのが目的**です。ですから、筋トレのように重いものを持ち上げたり、高い負荷をかけたりはしません。

(1) 最初に立ち上がって右足か、左足か、どちらの足が上がりにくいか、重く感じるかをチェックします。上がりにくいほうの足の腸腰筋の働きが悪くなっていると思われます。

(2) 骨盤を立てた姿勢で椅子に座ります。上がりにくいほうの足からトレーニングします。そのまま、膝をクックックッ……とスピーディーに10回、足の裏が床から5㎝ほど離れるくらい引き上げます。これだけでいいのです。

(3) 立ち上がって、足を上げてみます。このトレーニングをしたほうの足が上がりやすくなっていると思います。よい姿勢で椅子に座り、反対側の膝も引き上げます。

これだけでも腸腰筋の働きはよくなるのですが、**テニスボールを使うとさらに効果**があります。テニスボールは100円均一ショップで売っているもので十分です。

テニスボールを膝にはさみ、そのまま、先ほどと同じように膝を10回引き上げます。

神経圧迫シビレタイプ その4

腸腰筋を働かせるトレーニング

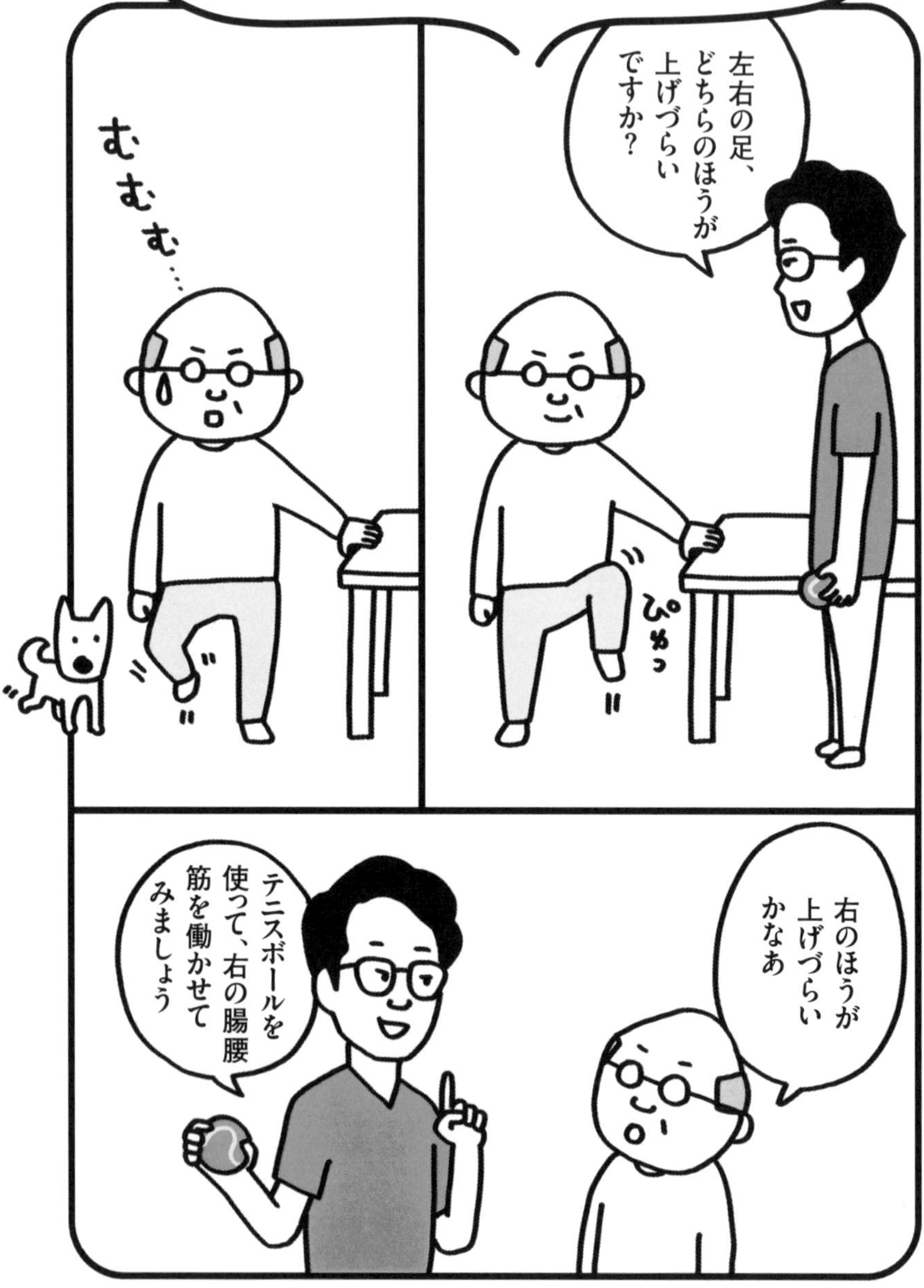

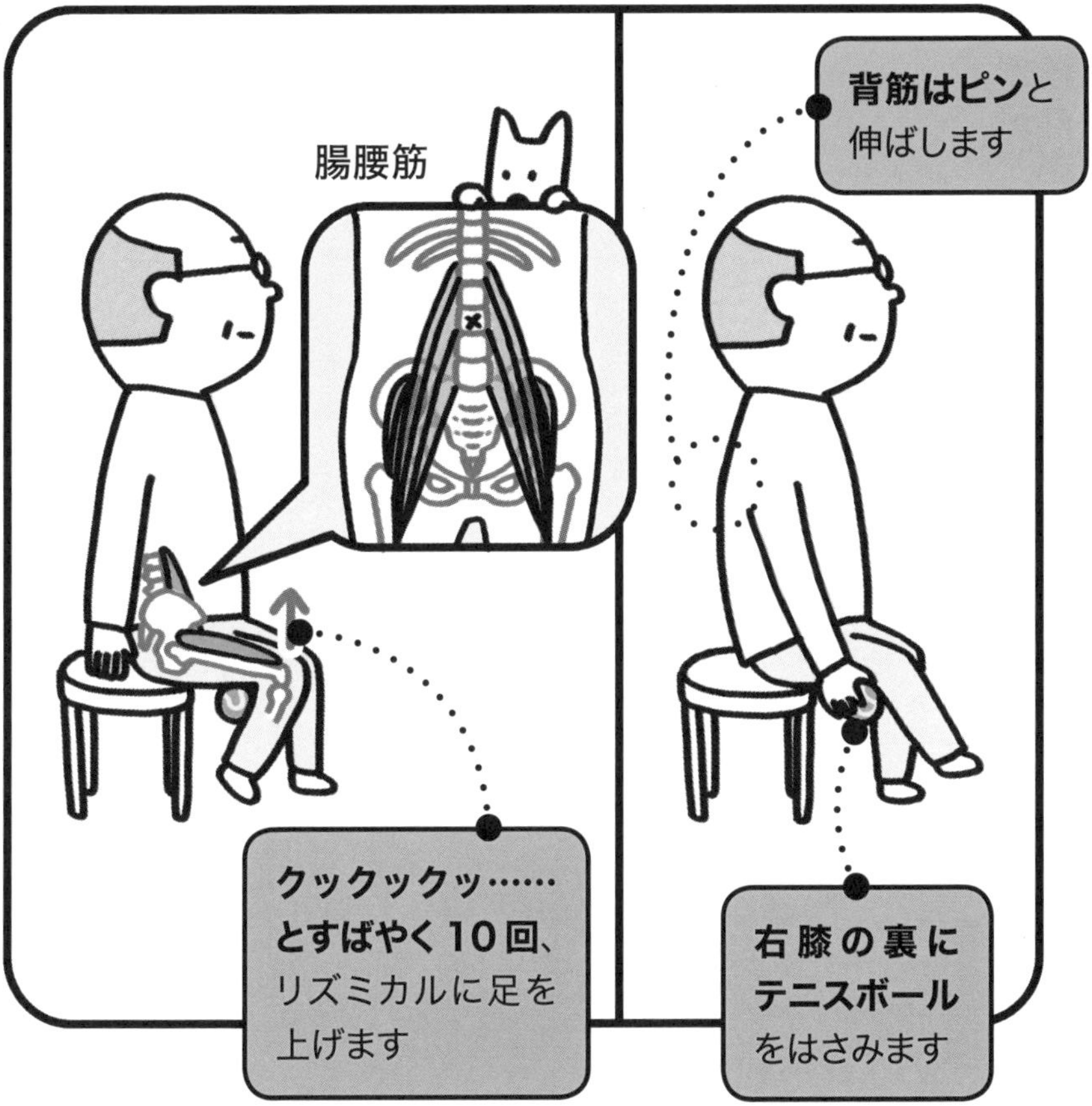
腸腰筋
クックックッ……
とすばやく10回、
リズミカルに足を
上げます
背筋はピンと
伸ばします
右膝の裏に
テニスボール
をはさみます

ワンポイント！

テニスボールをはさむワケ

このときテニスボールを落とさないように、太ももの裏の筋肉が働きます。一方、前側の筋肉は使われにくくなり、そうなると腸腰筋はより働きやすくなるのです！

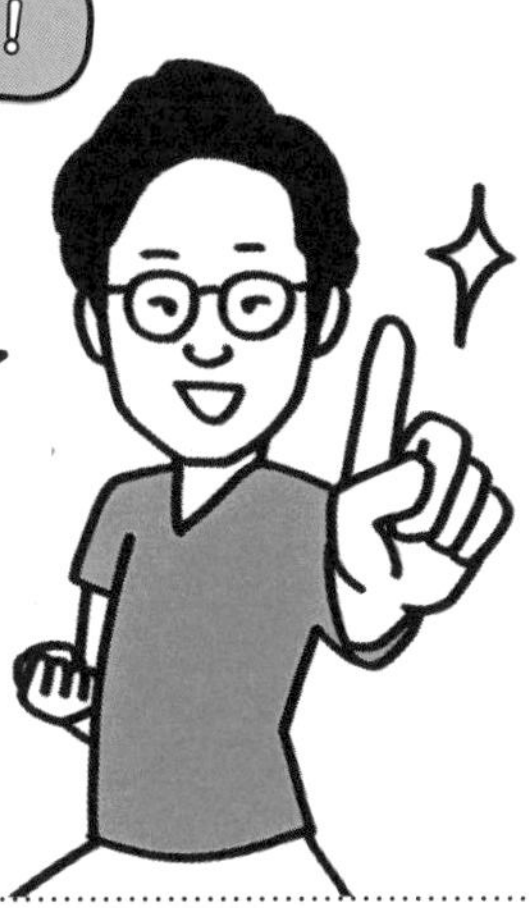

テニスボールをはさむと効果的な理由

テニスボールをはさむとなぜ効果的なのか――その理由を説明しておきましょう。

膝にテニスボールをはさむとボールを落とさないようにと、太ももの裏の筋肉、ハムストリングと呼ばれている筋肉が働き、膝の前側の大腿直筋という筋肉が使われにくくなります。

膝を引き上げる動作は、前側の筋肉と腸腰筋を使いますが、**前側の筋肉の働きが弱くなると、腸腰筋がより働きやすく**なります。そこで、腸腰筋にピンポイントで効くというわけです。

第2章では、脊柱管狭窄症と診断された方向けにタイプ別のストレッチを紹介しました。

腰椎ねじれタイプの人は2週間、神経圧迫シビレタイプの人は3ヵ月を目安に、朝晩、続けてもらえれば、腰痛や足のシビレが改善されるはずです（改善が見られたあとも、予防のために続けてもらえば、なおいいでしょう）。

混合タイプの人は、両方のストレッチを「腰椎ねじれタイプ2週間＋神経圧迫シビレタイプ3ヵ月」を目安に行ってみましょう。

「本物」脊柱管狭窄症の人は「簡単日記」でやる気をキープ！

「本物」の脊柱管狭窄症の方は、ゆるストレッチを朝晩、3ヵ月を目安に続けてほしいと思います。そのためにおすすめしたいのが「簡単日記」です。

その日、何分間続けて歩けたか、あるいは歩数計などを使って歩けた歩数を毎日、記録しておくのです。その際、歩き始めの時刻、歩くコースを決めておくと日々の状態が判断しやすくなります。たとえば、次のようなメモで十分です。

9／1　朝8時　自宅から公園までコロの散歩。5分
9／2　〃　6分
9／3　〃　8分
9／4　午前11時に自宅から最寄り駅まで。6分
9／5　朝8時　自宅から公園までコロの散歩。5分

9／6　昼1時に商店街に出ていく。12分
9／7　　〃　　　　　　　　　10分

「ニセ物」タイプに日記は不要

なお、「ニセ物」タイプは、腰椎のねじれが改善されて関節包が正常に戻ると、ストレッチ直後から痛みがとれる人、あるとき急にラクになる人が多く、このような日記をつける必要はありません。

「本物」タイプの人が日記をつける利点は、もうひとつあります。

「本物」タイプの方は、腸腰筋に問題があるケースがほとんどです。そこで、**座りすぎたり、冷えすぎたり、安静にしすぎたり、無理して歩きすぎたりすると腸腰筋が硬くなり、その日は状態がよくても翌日には悪くなっていることも**あります。

日記をつければ、このような変化がわかり、悪くなっていれば腸腰筋が硬くなっていないかなど日常生活が見直せます。日常生活の注意点は、第3章を参考にしてください。

本物の脊柱管狭窄症の方は、日によって状態がよくなったり、悪くなったり、一進一退を繰り返します。**改善の進行具合は1週間単位で判断**しましょう。

第3章

こんなとき どうする？ 患者さんのお悩みQ&A

Q1

痛みが改善したら、どんな運動をしたらいい？

A 運動しすぎず、1日30分程度のウォーキングがおすすめ

ゆるストレッチで症状がよくなってくると患者さんからは、このような質問をよく受けます。特にスポーツが好きな人や体力自慢の人は、もっと体を動かしたいと思うようです。

しかし、ダンベルを持ち上げるなど体にかなりの負荷をかける筋肉トレーニングは、腰を痛めるリスクが大きいと言えます。**50歳を過ぎたら、筋肉が悲鳴を上げるような運動は禁物**です。

患者さんのなかには調子が良くなってヨガを始めたら、また、痛みが再発してしまった人もいます。ゴルフをするなら、思いっきり腰をひねるようなスウィングは控えて、ゆっくりコースを回ってください。

運動は、やりすぎないようくれぐれも気をつけてほしいと思います。

おすすめなのがウォーキングです。

ウォーキングですが、1万歩以上を毎日歩かないと足腰が衰えると信じている人がいます。そんなことはありません。腰痛がある人などががまんして1万歩も歩くと、症状を進行させてしまうリスクがあります。

週に3日から4日ほど、30分ぐらい、軽く歩くことから始めましょう。もし、歩いて痛みが出るようなら、10分を3回に分けてもかまいません。とにかく無理をしないことです。

膝に痛みがない人は、日常生活のなかで階段上りをしてみましょう。上り下りをしてもいいのですが、下りは案外、足の力がいるもの。また、シビレがあると足を踏み外すなどの危険性もあります。そこで脚力に不安があれば自分の足で上って、下りはエレベーターやエスカレーターを利用します。70代、80代の人なら、このぐらいの運動で十分です。

ここで階段の下り方を簡単に注意しておきましょう。年配の人で階段を下りるとき、左右どちらかの半身を斜め前にして横向き気味に下りてくる姿をよく見かけます。腰椎が右ねじれの人は右斜め前、左ねじれの人は左斜め前を向いて下りてくる傾向があるようです。このような下り方をしていると腰椎のねじれを悪化させてしまうおそれがあります。そこで**階段を下りるときにはなるべく、前を向いてまっすぐに**下りてほしいと思います。

Q2
背中を丸めるクセがあります。それを治すリハビリはあるの？

A
ゆる腹筋で「腹横筋」をピンポイントで鍛えましょう

腹筋は上半身の重みを支え、正しい姿勢を保つ役割を果たしている筋肉です。腹筋が弱くなると猫背になったり、反り腰になったりします。せっかく症状が改善したのに、腹筋が弱くなっていると症状の再発にもなりかねません。

そこで腹筋を鍛えましょう。「鍛える」といっても、横になった状態から上半身を起こす「クランチ」と呼ばれる、きついトレーニングではありません。**寝たままで、腰に負担をかけない「ゆる筋トレ」**です。

少し、腹筋の説明をしておきます。

腹筋はお腹の前面にある腹直筋、両横にある腹斜筋、腹斜筋のさらに奥にある腹横筋で構成されています。

なかでも、**腹横筋は内臓を覆っているコルセットのような筋肉**で、姿勢を保つ役割を果たしています。重いものを持つとき、腹圧を高めるためにお腹を凹ませる働きもあります。

この腹横筋が弱ると姿勢が保ちにくくなり、腰椎に負担がかかるようになります。荷物を持ったときにもお腹に力が入らず、腰を痛める原因にもなります。

鍛えるべきは、この腹横筋ですが、腹筋のなかでも奥にあるインナーマッスルです。上体を起こす「クランチ」では表面にある腹直筋には効果があるものの、腹横筋には効果的とはいえません。

次ページで紹介する、**腹横筋にピンポイントで効く「ゆる腹筋」**をお試しください。

(1) 横になって膝を立てます。腰を床にギュッと押し付けます。この感覚がわからない人は腰の下に手を入れて手をつぶすイメージで腰を押し付けます。

(2) (1)の感覚がわかったら、ギュッギュッギュッと20回、腰を押し付ける動作を繰り返します。1秒に1回ぐらいのペースで行います。少しきついと思ったら、最初は10回から始めてもけっこうです。

注意したいのは呼吸です。呼吸を止めないでください。腰を押し付けるときにフッフッと息を吐くようにするといいでしょう。

姿勢を保つ腹横筋を寝ながら「ゆる腹筋」で鍛える

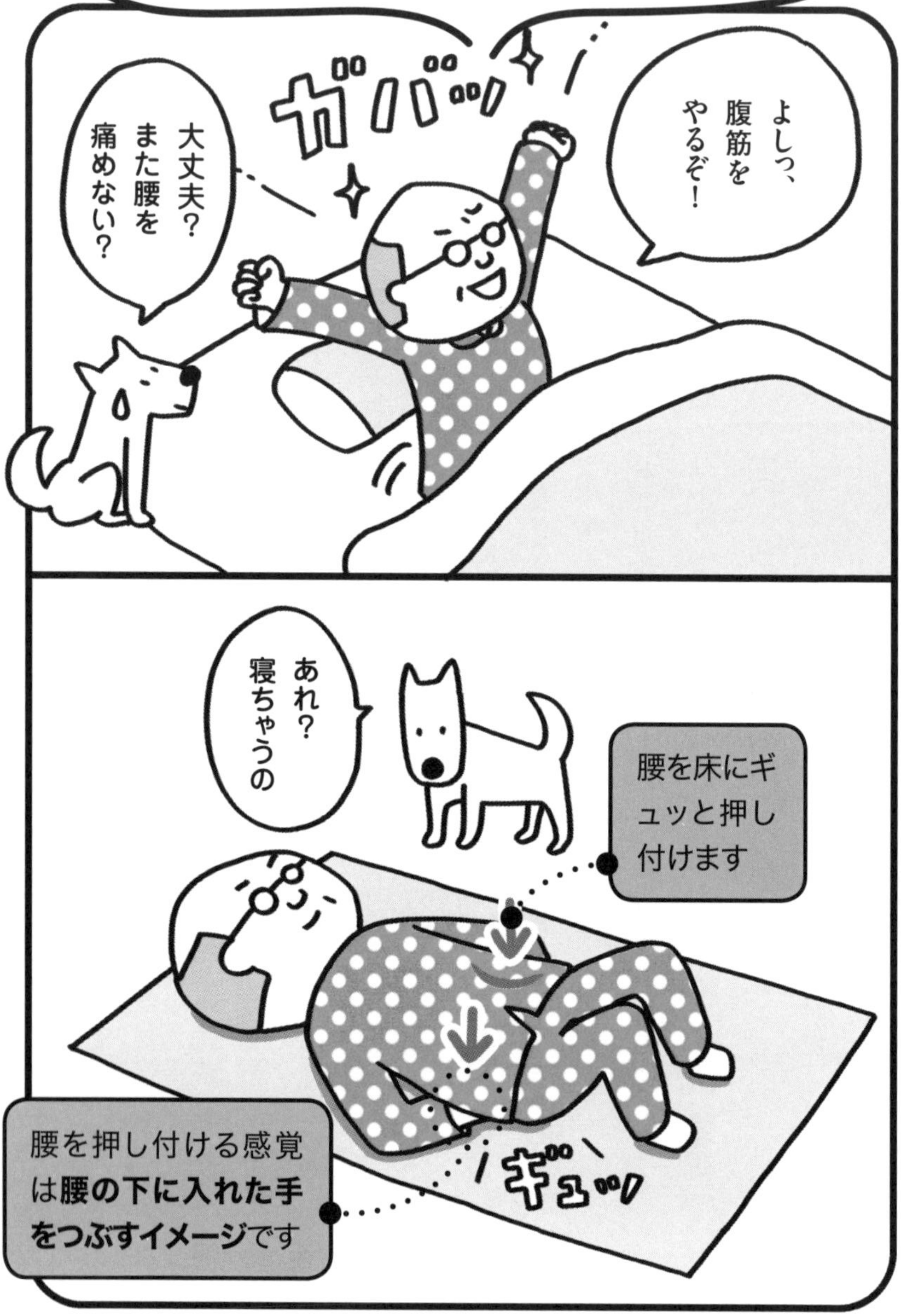
よしっ、腹筋をやるぞ！
ガバッ
大丈夫？また腰を痛めない？
あれ？寝ちゃうの
腰を床にギュッと押し付けます
ギュッ
腰を押し付ける感覚は**腰の下に入れた手をつぶすイメージ**です

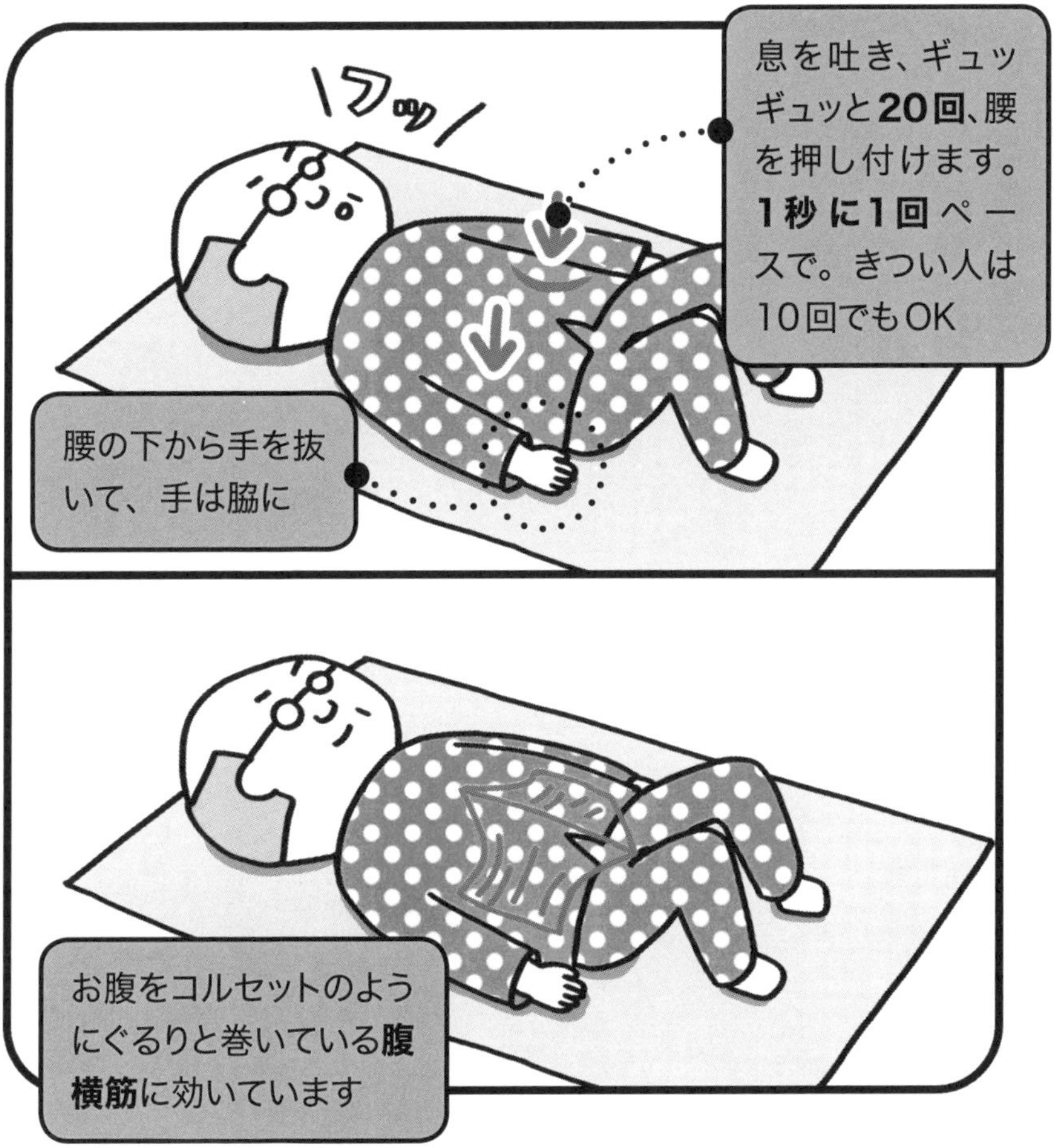
フッ
息を吐き、ギュッギュッと**20回**、腰を押し付けます。**1秒に1回**ペースで。きつい人は10回でもOK
腰の下から手を抜いて、手は脇に
お腹をコルセットのようにぐるりと巻いている**腹横筋**に効いています

ワンポイント！

筋トレ中に呼吸は止めない

ついつい呼吸を止めてしまうと、体に酸素が回りにくくなってしまうワン！　腰を押し付けるタイミングで、フッと息を吐いて、体を元に戻すときに息を吸ってね。

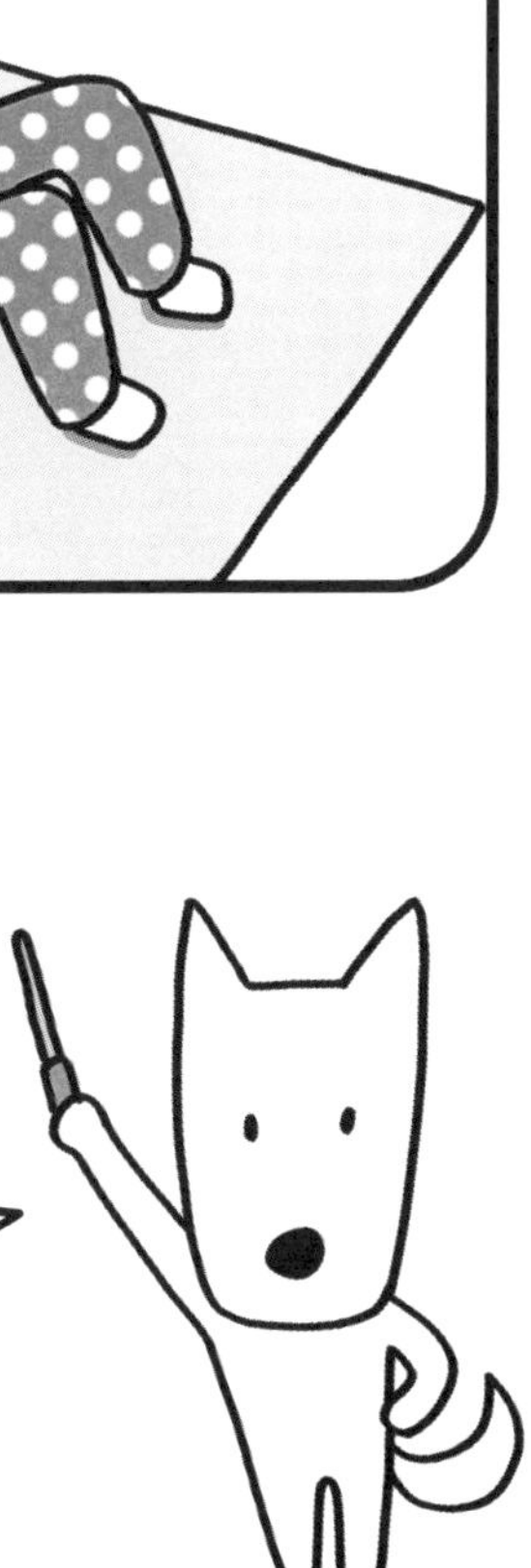

Q3

痛みが再発しないために普段、何に気をつけたらいいですか？

A

日常生活の動作、座り方、立ち方、歩き方に注意しましょう

じっと座っていると痛みが出るという人がいます。そういう人の背骨を横から見ると、ゆるいS字カーブがなくなり、直線的になっているケースが多くあります。

通常、背骨は横から見ると、ゆるいS字のカーブを描き、**S字のカーブがスプリングの役割を果たし、上下動の衝撃を和らげています。**

ところが、このカーブがなくなると椎体と椎体の間にあってクッションの役割を果たしている椎間板に衝撃がかかり、椎間板がつぶれたり、腰椎椎間板ヘルニアという病気になったり、腰痛症状を引き起こしてしまいます。

背骨が直線的になってしまう原因のひとつに、背中を丸めて座る姿勢があります。そのような姿勢を長年続けていると背骨も丸まり、S字カーブがなくなっていくのです。

そこで座り方に気をつけてほしいと思います。

床にベタッと座ったり横座りしたりするのは、まずやめましょう。座るなら椅子に、そのとき背もたれにベタッともたれるのではなく、お尻の下にある坐骨で座るように心がけてください。すると自然と背中の丸まりが直り、まっすぐになるはずです。

この座り方を、次ページからイラストで説明しましょう。

(1) 座ったまま、手をバンザイして、天井を見ます。
(2) 手を下ろし、傾けた頭を戻します。その姿勢が、坐骨で座る正しい座り方です。

骨盤を立ててまっすぐに座れているはずです。

なお、椅子に座るときに足を組む人は多いと思います。正しい座り方をしていても、気がついたら足を組んでいたという人もいるでしょう。

足を組むクセのある人は、腰椎がねじれていると思われます。腰椎にねじれがあると足を組んだほうがバランスをとりやすく、ラクだからです。

ゆるストレッチでねじれを戻しながら、足も組まないようにしましょう。それでも、どうしても足を組んでしまうというなら、**ときどき組む足を入れ替えて**ください。

坐骨の上で座る感覚
「正しい座り方」を伝授

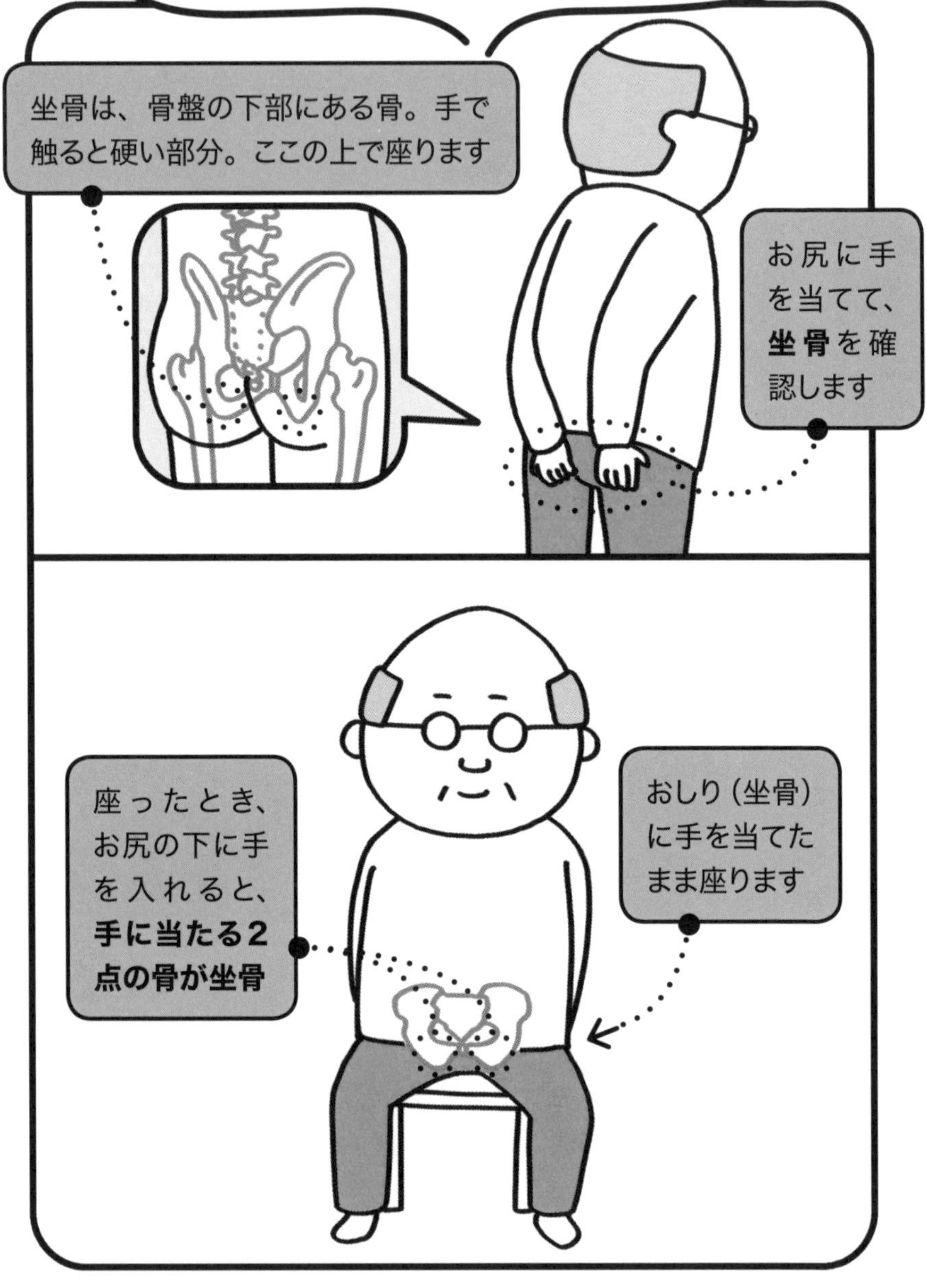
坐骨は、骨盤の下部にある骨。手で触ると硬い部分。ここの上で座ります
お尻に手を当てて、**坐骨**を確認します
座ったとき、お尻の下に手を入れると、**手に当たる2点の骨が坐骨**
おしり（坐骨）に手を当てたまま座ります

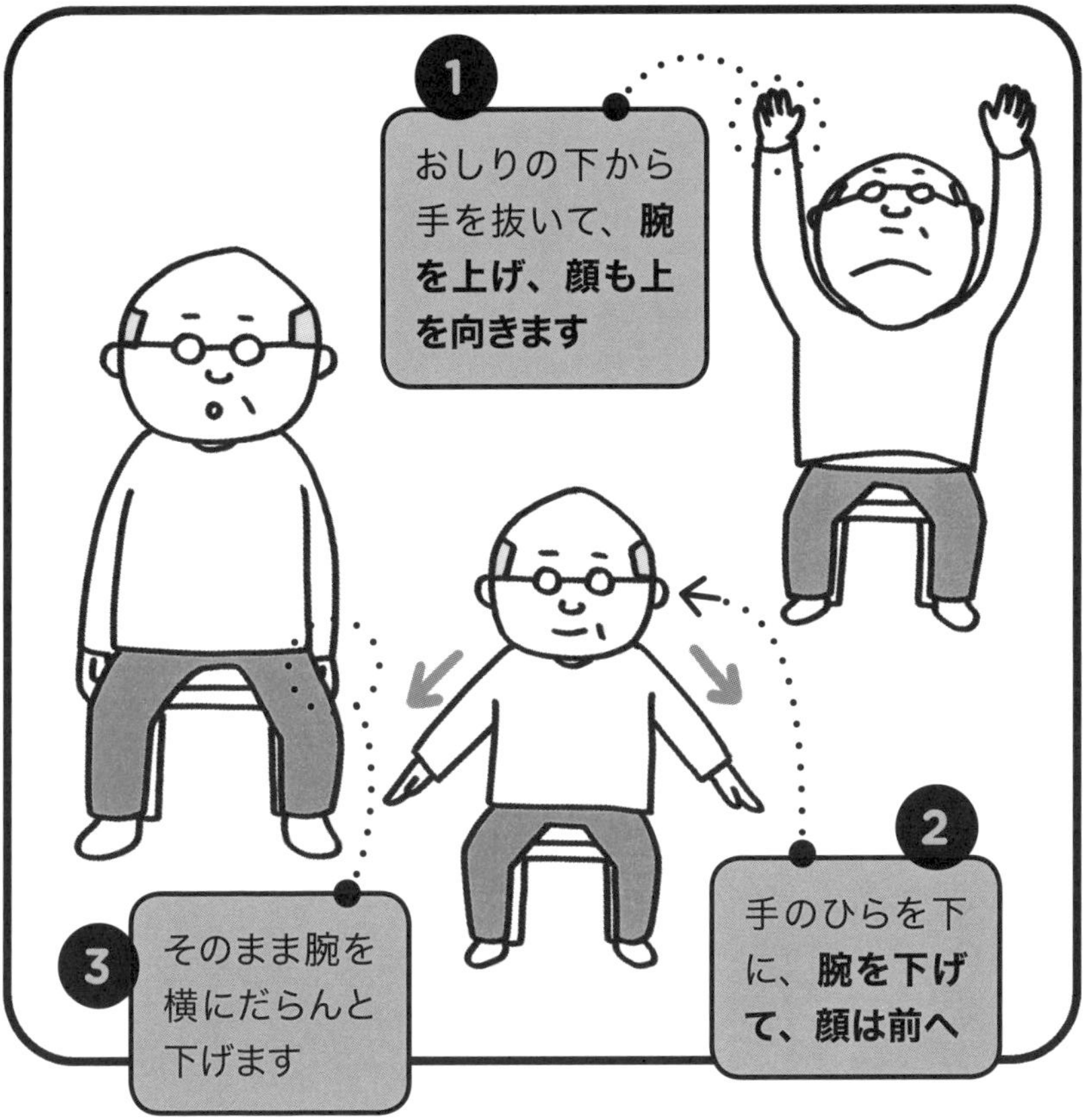
1
おしりの下から手を抜いて、**腕を上げ、顔も上を向きます**
2
手のひらを下に、**腕を下げて、顔は前へ**
3
そのまま腕を横にだらんと下げます

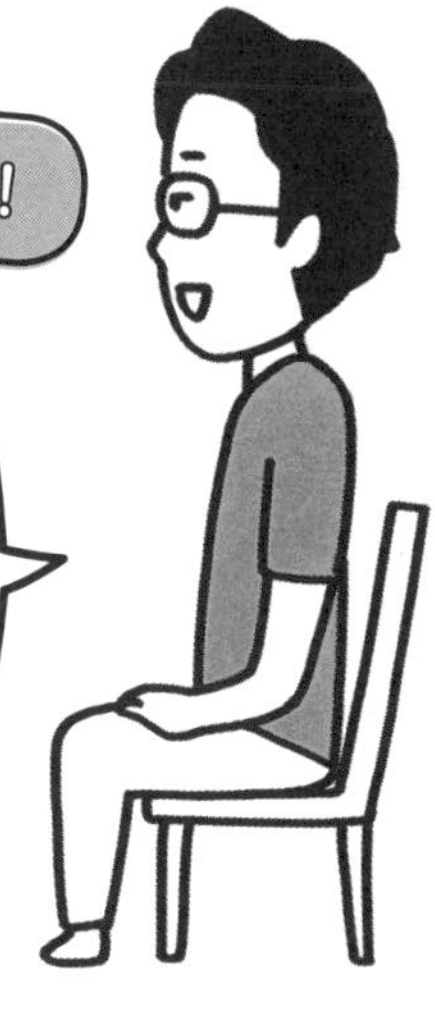
ワンポイント！

背もたれは使っていいの？

「坐骨を見つけて座る」のが、体に負担をかけない座り方。坐骨で座れるなら、背もたれを使ってもOKです。また、背もたれに深く体を預けなくてもラクなはず。

お腹に軽く力を入れ、反り腰にならない立ち方を

骨盤が前に倒れてしまうと反り腰になり、脊柱管狭窄症の原因になります。**意識的に骨盤をうしろに引くようにしてほしい**のですが、けっこう難しいと思います。

「お腹に力を入れて立ちなさい」と言う人がいます。確かにその通りですが、お腹を凹まし、力を入れた姿勢を続けるのも難しいと思います。それにお腹に力が入りすぎると、かえってヘンな姿勢になってしまうものです。

133ページから、具体的にイラストで、「力の入れ加減」を説明しましょう。

⑴ 壁の前に立ってください。手のひらを壁につけます。

⑵ 手のひらで壁を軽く押してみるとお腹に少し力が入るのがわかると思います。そのままキープして壁から手を離します。その状態で立って、歩いてください。

するとお腹に軽く力が入り、骨盤が前に倒れず、反り腰も腰にかかる負担も軽減されます。しばらく歩いて姿勢が崩れてきたら、壁に手をつける方法で姿勢を確認しましょう。

なお、ハイヒールなどを履くとかかとの位置が高くなり、骨盤が前に倒れて腰が反ってしまう原因になります。反り腰の人はできるだけ、かかとの低い靴を履いてください。

痛みのある人は胸を張らず、太ももを上げて歩いて

胸を張って歩くのがいい歩き方だと思っている人がいます。ところが、この姿勢を取ると背中を反らし、反り腰気味になってしまいます。脊柱管狭窄症の人や腰痛のある人は痛みが出ますから、**胸を張って歩く必要はありません。**

歩くときには、先ほど紹介したようにお腹に軽く力を入れ、太ももを上げて、足の裏で地面を蹴って歩くように意識するといいでしょう。

立ち上がったときや歩き始めなど、何か動作を始めたときに痛みが出るというのは、関節が固まっているからかもしれません。たとえば、ずっと座っている、ずっと同じ場所で立ち仕事をしているなど、同じ姿勢を長時間続けていると関節が固まりやすいのです。それが、ぎっくり腰の原因になることもあります。

そこで、**30分に一度は姿勢を変える**ようにしましょう。座りっぱなしや同じ場所で立ちっぱなしだったら、ちょっと立ち上がってみる、歩き回るとか、姿勢を変える、ゆる筋トレをしてもいいでしょう。何か、姿勢を変えて動いてください。たとえ**5秒間、腰や肩を動かすだけでも**かまいません。

骨盤が前に倒れる反り腰を解消「正しい立ち方」を伝授

「反り腰」の特徴

- 頭と首が前に出ている
- 背骨のS字カーブが大きい
- お尻がうしろに突き出ている
- 膝が前に出ている
- 背中が丸い

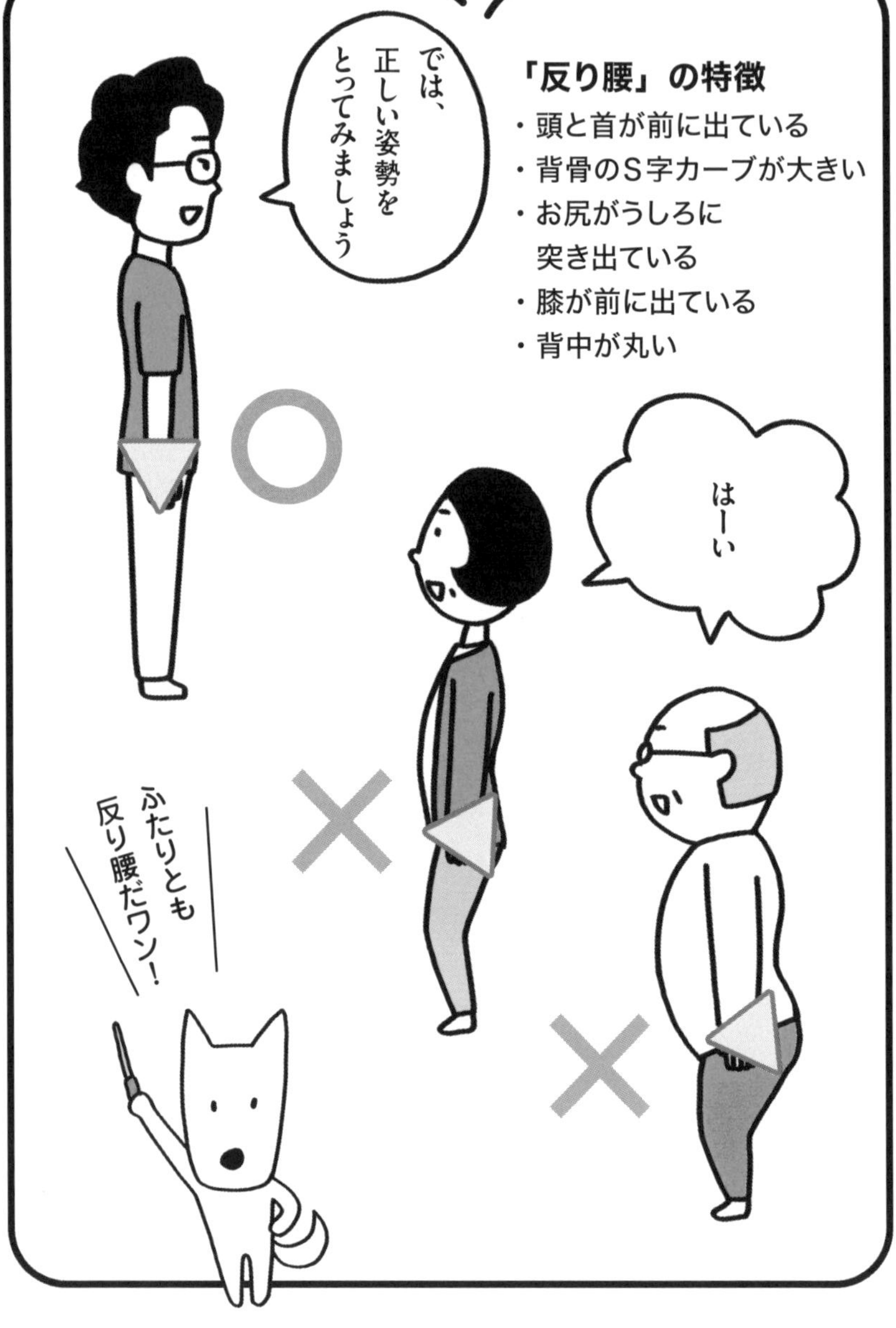
では、正しい姿勢をとってみましょう
はーい
ふたりとも反り腰だワン!

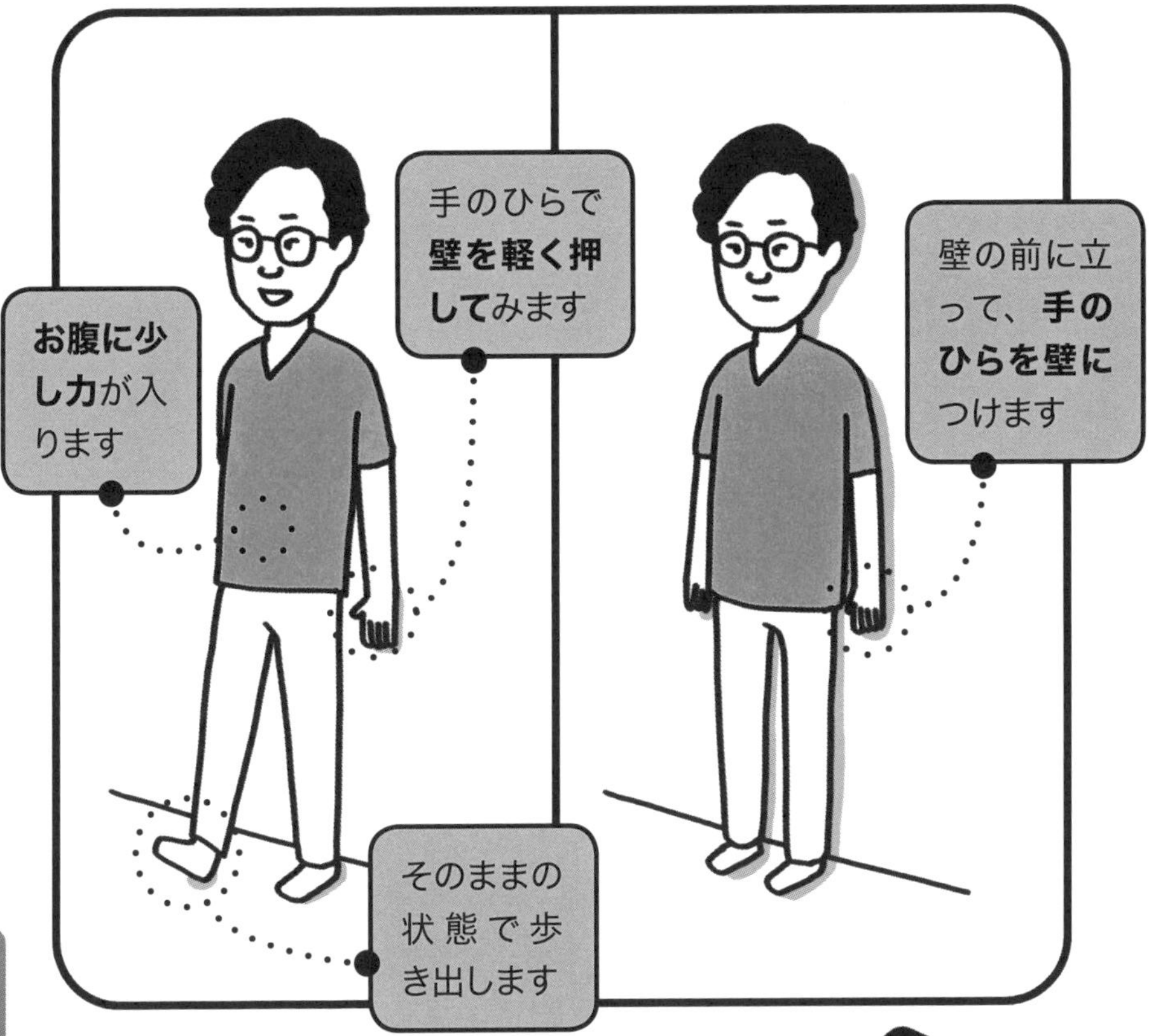
壁の前に立って、手のひらを壁につけます
手のひらで壁を軽く押してみます
お腹に少し力が入ります
そのままの状態で歩き出します

ワンポイント!

お腹は少し力を入れれば◎

正しい姿勢は、よく「丹田（おへその下）に力を入れる」と言います。でも、その感覚がわかりづらい人におすすめ。反り腰にならないよう入れる力は少しでOKです。

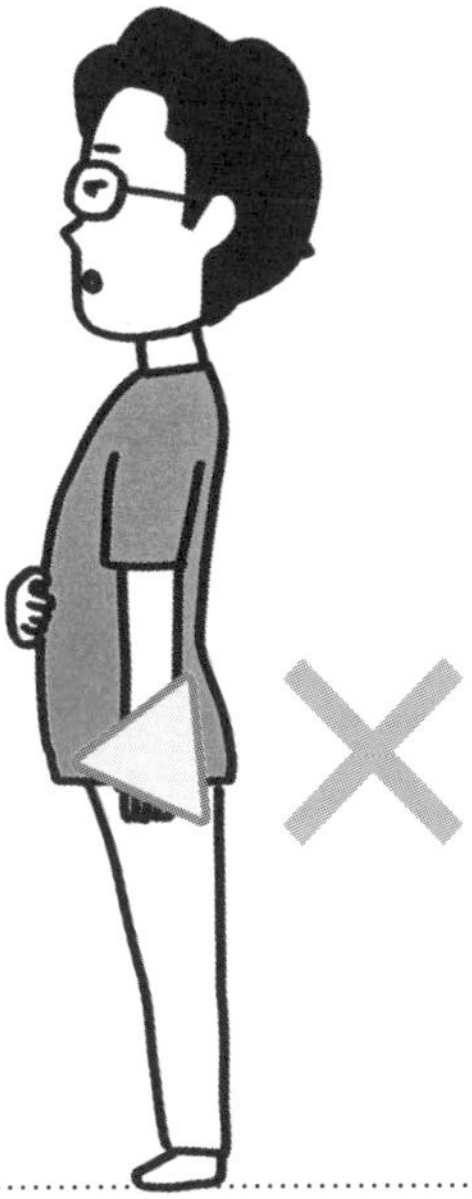

Q4

体が重くて膝や腰に負担が……どうしたら体重を落とせる？

A

自分の生活に必要なエネルギーを知って、無理なくカロリーダウン

中高年になると若い人に比べて、同じダイエットをしてもやせにくいというのは事実です。それは若年層と中高年層では1日に消費するカロリーが違うからです。

まずは、**現在の自分が摂取しているカロリー**を把握しましょう。

1日に必要なカロリーには、生命維持に必要な基礎代謝量（BMR）と総消費カロリー（TDEE）があります。

TDEEは、BMRに運動、家事、仕事などの活動によって消費されるカロリーを足したものです。ダイエットに利用するのはTDEEです。これを調べるサイトは、「TDEE」で検索すると見つかります。

このサイトを利用して**75歳、男性、身長162㎝、体重70kg、運動は週3～5回の**

ウォーキングという伊丹さんを例に挙げて、カロリーダイエットを説明してみます。

伊丹さんのデータをサイトに入力していくと、BMRは約1377、TDEEは約2135キロカロリーでした。

もし、伊丹さんがこのままの食生活を続ければ体重は〝維持〟され、これを上回るカロリーを摂取すれば今より〝太り〟、以下のカロリーにすれば〝やせる〟わけです。

ちょっとここで同じ条件で20歳の男性を調べてみましょう。するとBMR約1690、TDEE約2619キロカロリーです。年齢が違うだけで、BMRは約300、TDEEは約500キロカロリーも違ってくるわけです。

さて、伊丹さんですが、ちょっと太って

総消費カロリー「TDEE」の計算

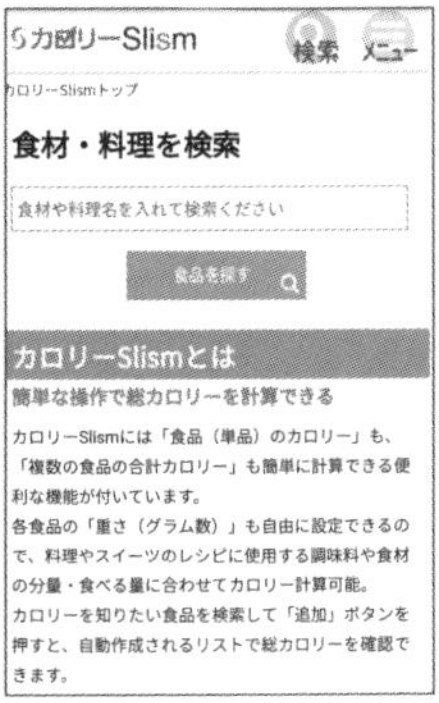

カロリーSlism
https://calorie.slism.jp

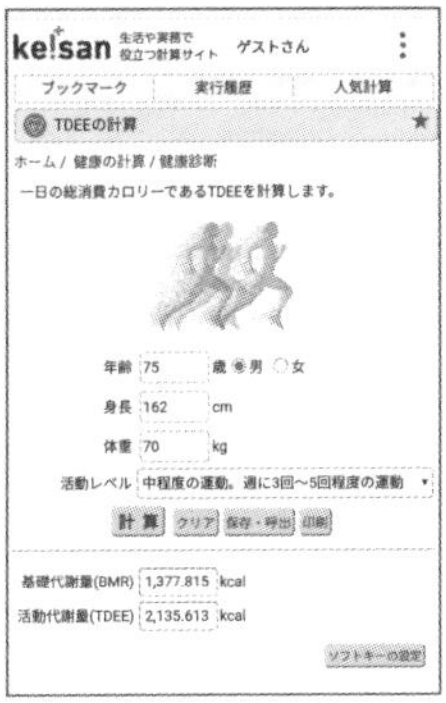

TDEEの計算
https://keisan.casio.jp/exec/system/1567491116

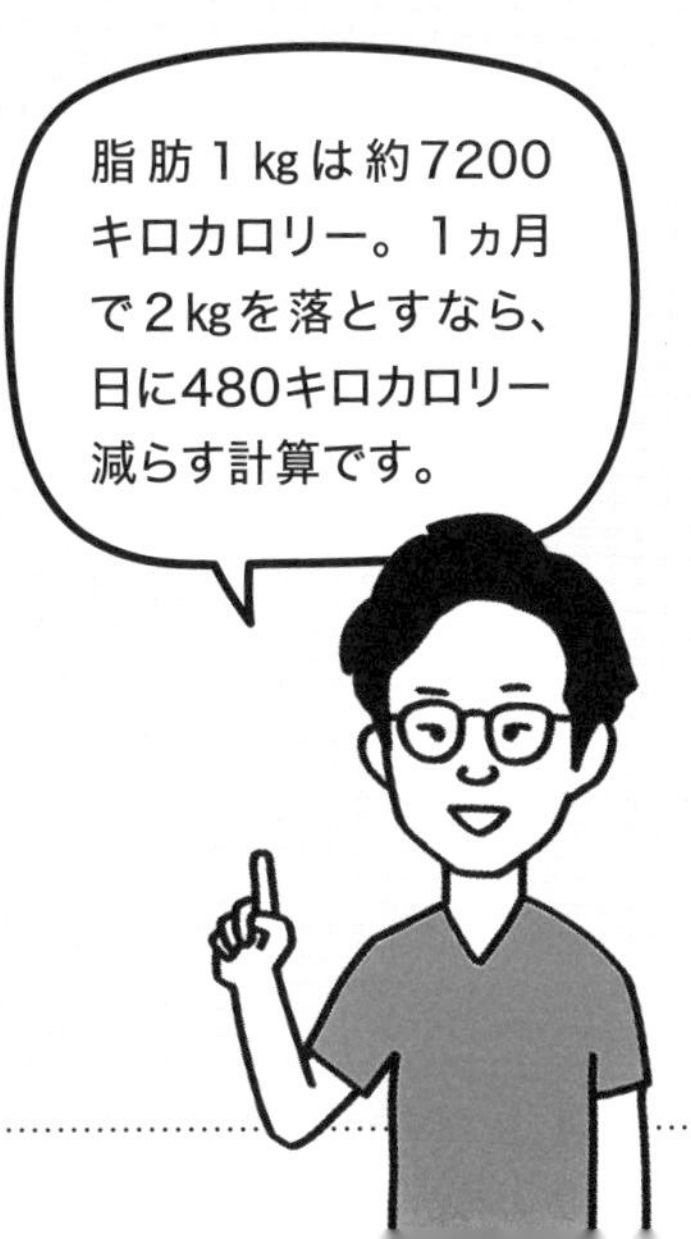
脂肪1kgは約7200キロカロリー。1ヵ月で2kgを落とすなら、日に480キロカロリー減らす計算です。

いるのを実感しています。

ダイエットで落としたいのは脂肪です。**脂肪を落とすには1ヵ月に2kgの減量**が適しています。それ以上の減量では、筋肉まで落ちてしまう可能性があるからです。

脂肪1kgは約7200キロカロリーです。2kgでは1万4400キロカロリー。1ヵ月で2kgを落とすなら、「÷30」で**1日に落とすカロリーは480キロカロリー**になります。

伊丹さんのTDEEは、約2135キロカロリーですから、「−480」で約1655キロカロリーの摂取を続ければ、1ヵ月で2kgの減量ができる計算です。

もし、この摂取カロリーがBMRより少なくなってしまったら、ダイエットのペースを遅くするか（1ヵ月2kgから1kgにするなど）、運動量を増やすかします。

カロリー計算は、食品の包装紙などに書かれているものを参考にしてください。野菜や魚肉など食材のカロリーは「カロリーslism」というサイトを利用するといいでしょう。このサイトでは食材のグラム数からカロリーを計算して表示してくれます。

ただし、甘いものやお酒を摂取するために、その分、食事を減らすのはNGです。たんぱく質、カルシウム、ビタミンなどが不足してしまいます。特にたんぱく質が豊富な卵、魚、肉は意識的に食べるようにしましょう。

Q5 手術やストレッチで痛みがとれたらストレッチはしなくていい？

ニセ物の腰椎ねじれタイプの方には、座りながらできるストレッチも、86・88ページから紹介しています。

また、本物の神経圧迫シビレタイプの方が、たとえ脊柱管を広げる手術をしたとしても、腸腰筋が硬いままだと反り腰になり、再発の可能性は十分にあります。

第2章で紹介したゆるストレッチは、**再発防止のためにも、無理のない範囲で続けてほしい**と思います。

Q6 マッサージや鍼灸はストレッチと同じ効果があるの？

50歳以上の人とそれより若い人では、筋肉の質が違います。若い人向けの、体をグイグイ引っ張ったり押したり、強い力を加えて矯正するようなマッサージやストレッチは、筋肉を傷めるリスクが高いと思ってください。

鍼灸は痛いところに作用して痛みを軽減することはできるかもしれませんが、硬くなった筋肉そのものをゆるめることはまずできないと思います。

マッサージや鍼灸は押したり、針を入れたりという、いうなれば外側からの刺激で、インナーマッスルまでは届きにくいのです。

ゆるストレッチは、振動や伸縮させることで内側から筋肉に刺激を与える手法です。

腰椎のねじれをとるにも、腸腰筋をゆるめるにも、このような体に負担がかからないゆるストレッチのほうが、むしろ効果的なのです。

Q7
腰椎すべり症が脊柱管狭窄症の原因になることがあるの？

腰椎すべり症は、椎骨（15ページ）がずれる症状です。ずれた椎骨が脊柱管を狭くすれば脊柱管狭窄症になり、神経を圧迫すれば痛みの原因になります。すべり症になる原因のひとつは反り腰です。**すべり症の方も、第2章のタイプ別診断から、ご自身に合ったストレッチを選択し行うといい**でしょう。すべり症の予防にもなります。

Q8
朝起きたときに体が痛い！これってどうして？

腰痛が緩和する過程で、このような症状が出ることがあります。主な原因は、あお向けで寝られる時間が長くなったからです。

痛みがあったときには、痛みのせいで長時間、あお向けで寝ていられなかったはずです。痛みが改善され、あお向けで寝られる時間が長くなると腰にかかる負担も増えてきます。そのせいで、起床時に腰痛が発症してしまうことがあるのです。

対策としては、横向きで寝たり、膝の下にクッションや枕を入れたりして腰への負担を軽減させるようにしましょう。

なお、痛みがとれて運動を始めるときには軽めのものから始め、体調をみながら、徐々に運動の時間を伸ばし、強度を上げていくようにしてください。

Q9

週3回、毎回30分ウォーキングで膝が痛くなってしまいました

今まであまり歩けず、安静にしていた人は足の筋力が衰えています。腰痛が改善され、続けて歩ける時間も距離も長くなると、膝にかかる負担が増していきます。そこで膝に痛みが出たのだと思います。

ウォーキングはやめずに、距離を短くしたり、歩く時間を少し減らしたりして膝への負担を軽くしてみましょう。膝の調子をみながらウォーキングを続けて、筋力が戻れば自然と膝の痛みも解消してくるケースが多いようです。

Q10

ストレッチで足のシビレがとれ、今度は腰痛が発生。どうして？

腸腰筋の硬さをとるストレッチ（本物タイプ向け）で、脊柱管狭窄症が改善され、神経

の圧迫が解消されたので、足のシビレも感じなくなったのでしょう。

次に感じられるようになった**腰の痛みは、腰椎のねじれが原因**と考えられます。

腸腰筋は、背骨の下のほうからついている筋肉です。腰椎と近い位置にあります。**腸腰筋が硬い人は、腰椎もねじれやすい**傾向にあります。

腰椎のねじれを戻す「かかと落とし」や「お尻たたき」のストレッチをしてください。

Q11 痛みはとれても、シビレは残ってとれないものなの？

下肢のシビレは、末梢神経の損傷が原因と考えられます。

たとえ手術をしても、末梢神経の回復には時間がかかります。人によっては2年以上かかることもあり、また損傷が重度の場合、なかなか回復しづらいケースもあります。

もし、多少のシビレは感じていても、日常生活にそれほど支障をきたさないのでしたら、**「シビレは気にしない」という前向きな気持ちでいることも大切**かと思います。

おわりに

本書では、脊柱管狭窄症には本物とニセ物があるとお伝えしてきました。しかし、この本を書くにあたっては葛藤がありました。医師ではない整体師の私が、病院で脊柱管狭窄症と診断された方たちに「ニセ物」などと言っていいのだろうか……という思いです。

しかし、MRIの画像診断では確かに脊柱管狭窄症があり、手術をしたのに痛みが改善されない、思ったほど痛みが引かない、痛みが再発したという方が、私の整体院には毎日のように相談に見えます。

そのような方たちに施術をしているうちに、「脊柱管狭窄症の痛みには、本物とニセ物があるのではないか」と思うようになりました（本物、ニセ物とは言っていますが、病院の誤診ではなく、症状の原因によってそう表現しています）。

本物、ニセ物によって、セルフケアは変わります。同じケアでは改善しないのです。

それをどうしてもお伝えしたく、本書を出版することにしました。

当院には、ほかのところで過剰な施術を受け、症状を悪化させてしまった方が多くみえます（300人ほどはいらっしゃるでしょう）。過剰な施術とは、一部の整体、マッサージ、鍼灸などで、患部に強い刺激を与えられ、逆に症状が悪化してしまうケースです。

動作の開始時に激痛を伴う場合は、脊柱管狭窄症が原因というより、腰椎のねじれが原因の「ニセ物」と思われます。そのような症状に、施術で激しい刺激を与えれば、よりねじれが悪化するおそれもあり、痛みも悪化して当然といえるでしょう。

患者さんのなかには、この症状が解消するなら、「痛くてもかまわないから、しっかり時間をかけて施術してほしい」という方が少なからずいます。

当然の心理かもしれません。ところが強い刺激を与え、何十分も施術をすれば、改善するどころか悪くなる危険性があります。**短時間でゆるい刺激の施術こそが最適**なのです。

このようなことを知っていただきたいというのも、本書を書いた目的です。

今回の執筆にあたっては先代の院長で、長年、脊柱管狭窄症の施術を行ってきた父の白《しら》井《い》雄彦《たけひこ》から有益な助言を受けました。この場を借りて、父に感謝を述べたいと思います。

また、ＹｏｕＴｕｂｅでも痛みを改善するストレッチを発信しています。それでも、なかなか症状が改善しないときには、どうぞ当院にお越しいただければと思います。

白井天道（しらい・てんどう）

西住之江整体院院長

◎YouTube 再生回数600万回の超人気整体師。鍼灸師。自身の体験(ぎっくり腰による坐骨神経痛)から、腰痛・足のシビレに悩む人の治療に特化。「脊柱管狭窄症」「椎間板ヘルニア」「腰椎すべり症」など、のべ9万5000人の腰椎疾患の改善に尽力する。

◎親子2代にわたる35年の臨床経験を活かして「白井メソッド」を開発。薬や注射も効果がない痛み・シビレを劇的に改善させて、手術の必要もなくなる技術力の高さから、喜びの口コミ・直筆の体験談が800件あまり寄せられる超人気整体院。

◎中国・上海医科大学の研修で本場の鍼灸を学ぶ。また指圧、気功、日本古来の整体への造詣も深く、独自の治療法を開発している。

タイプ別診断《べつしんだん》で

寝《ね》ながら治《なお》す 脊《せき》柱《ちゅう》管《かん》狭《きょう》窄《さく》症《しょう》

2021年 1 月31日　初版第1刷発行
2021年 9 月10日　初版第3刷発行

著者　白井天道

発行者　小川 淳

発行　SBクリエイティブ株式会社
〒106-0032 東京都港区六本木2-4-5
電話 03-5549-1201(営業部)

執筆協力　小川美千子
デザイン　あんバターオフィス
イラスト　伊藤美樹
人体図　篠宮よう
組版　アーティザンカンパニー株式会社
印刷・製本　中央精版印刷株式会社

本書をお読みになったご意見・ご感想を下記URL、または左記QRコードよりお寄せください。
https://isbn2.sbcr.jp/07937/

落丁本、乱丁本は小社営業部にてお取り替えいたします。
定価はカバーに記載されております。本書の内容に関するご質問等は、小社学芸書籍編集部まで必ず書面にてご連絡いただきますようお願いいたします。

Printed in Japan　ISBN 978-4-8156-0793-7